LICHEN SCLÉREUX

PRATIQUES HOLISTIQUES POUR LA LS

STEPHANIE HREHIRCHUK

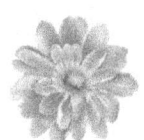

StephanieHrehirchuk.ca

Lichen scléreux : Pratiques corporelles et spirituelles pour le lichen scléreux

par Stephanie Hrehirchuk

Éditrice : Maraya Loza Koxahn

Éditrice Française: Lara Siemers

Image de couverture : Canva

Conception de la couverture : Stephanie Hrehirchuk

Design d'intérieur : Stephanie Hrehirchuk

ISBN livre imprimé 978-1-7382450-4-8

ISBN e-book 978-1-7382450-5-5

Copyright © 2024 par Stephanie Hrehirchuk

Tous droits réservés.

Aucune partie de ce livre ne peut être reproduite sous quelque forme ou par quelque moyen que ce soit, électronique ou mécanique, y compris les systèmes de stockage et de récupération de l'information, sans l'autorisation écrite de l'auteur, à l'exception de l'utilisation de brèves citations dans une critique de livre.

TABLE DES MATIÈRES

Clause de non-responsabilité	vii
La dédicace	ix
Introduction	xi

1. PARLONS DE LA LS   1
À qui appartient cette vulve ?   1
Qu'est-ce que le lichen scléreux ?   3
Cause profonde et rémission   9
Légère à sévère   13
Quels sont les symptômes du lichen scléreux chez l'enfant ?   16
Un rendez-vous avec le médecin   18
Corticostéroïdes   21
Borax controversé   22

2. LE CHEMIN DE LA GUÉRISON   27
Mon nouveau meilleur ami   27
Céramides, lotions et huiles   30
Selles et LS   33
Fourchette (zone de 6 heures)   35
Les multiples visages du traumatisme   37
Art et journal intime   43
STRESS   47
Inflammation et dépression   54
Qu'en est-il de la respiration ?   58

3. DE L'ALIMENTATION AU JEÛNE   67
Sensibilités alimentaires   67
LS et régime alimentaire   69
Jeûne intermittent   71
Sans sucre   76

Sans gluten	82
Sans produits laitiers	84
Oxalates	86
Histamines	93
Tisane d'ortie pour le LS ?	98

4. SOUTENIR LA VULVE — 103
- L'énigme des hormones — 103
- THS — 105
- Qu'est-ce qui déclenche une poussée ? — 108
- Suivi de la thérapie du plancher pelvien — 110
- A la recherche des lèvres perdues ... Une aventure vulvaire — 112
- Qu'en est-il du cancer ? — 115
- Fusion — 124
- Votre relation et le sexe — 126
- LS ou atrophie ? — 128

5. UNE APPROCHE ALTERNATIVE — 135
- Acceptation — 135
- Surrénales — 136
- Gérez votre énergie, pas votre temps — 141
- L'autre point G : La gratitude — 142
- Les bienfaits de la gratitude — 144
- Journal/pratique de la gratitude — 148
- Messages contradictoires — 150
- Soyez attentif à vos pensées et à vos paroles — 153
- Quel est le message ? — 155
- La science de l'énergie — 157
- Que dit la MTC à propos du LS ? — 160
- Plus d'énergie — 162
- Groupes de soutien — 168
- Compassion de soi — 171

6. UN RITUEL NOURRISSANT 175
Sécher l'école pour prendre soin de moi 175
Autres moyens naturels de soigner le
lichen scléreux. 181
Entretien avec LS 184
Le pouvoir de la Sangha 187
Dernières réflexions sur le LS 191

Si vous avez aimé ce livre 195
A propos de l'auteur 197
Notes 199

CLAUSE DE NON-RESPONSABILITÉ

Les informations présentées ici représentent le point de vue de l'auteur à la date de publication. Ce livre est destiné à fournir des informations et non à diagnostiquer ou à traiter des problèmes de santé spécifiques. Il ne se substitue pas à un avis médical, à un diagnostic ou à un traitement professionnel. Consultez toujours votre médecin ou un professionnel de la santé.

Traduit de la version originale anglaise

Bien que des efforts raisonnables soient faits pour fournir des traductions exactes, certaines parties peuvent être incorrectes. L'auteur n'assume aucune responsabilité en cas d'erreurs, d'omissions ou d'ambiguïtés dans les traductions fournies dans cet ouvrage.

Toute personne ou entité qui s'appuie sur le contenu traduit le fait à ses propres risques. Stephanie Hrehirchuk ne peut être tenue responsable des pertes causées par la confiance accordée à l'exactitude, à la fiabilité ou à l'actualité des informations traduites.

Si vous souhaitez signaler une erreur de traduction ou une inexactitude ou suggérer une compréhension contextuelle plus appropriée, veuillez nous contacter à stephaniehrehirchuk.ca. Nous vous remercions de votre soutien !

LA DÉDICACE

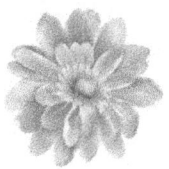

Ce livre est dédié à l'ensemble de la communauté atteinte de LS.

INTRODUCTION

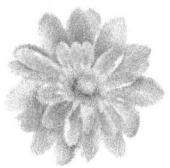

"Il est impossible que toutes les femmes ménopausées ressentent cette douleur." J'ai essayé de faire comprendre mon point de vue à mon médecin sans devenir une patiente difficile. "Faire l'amour, c'est comme casser du verre !"

Avec le recul, je regrette de ne pas avoir été une patiente plus coriace. J'avais accepté la tape sur la tête et le diagnostic de ménopause, puis j'avais regardé ma vulve, ma vie sexuelle et mon mariage disparaître. C'était il y a quatre ans.

J'ai eu 50 ans en novembre dernier et j'ai décidé que c'était l'année où j'allais faire entendre raison à mon médecin. J'ai pris rendez-vous pour mon frottis, j'ai parlé à mon médecin de toutes les douleurs et de l'inconfort que j'avais ressentis au fil des ans et j'ai attendu les résultats. Mon médecin m'a appelée la semaine suivante pour me donner le feu vert. Ce n'était pas possible. J'ai sorti un miroir et j'ai fait ma propre inspection, ce que j'aurais dû faire bien plus tôt, mais j'étais occupée par la tempête parfaite du divorce, de la monoparentalité, de la vente de la maison familiale et de Covid. Je n'étais pas d'accord avec son opinion. Je ne connaissais pas non plus la différence entre la vulve et le vagin, ce qui fait partie de la grande éducation que j'ai reçue en creusant dans les détails de la santé ménopausique.

Du Centre de la Ménopause (spécialiste des troubles vulvo-vaginaux et de la dermatologie vulvaire) :

> The vulva includes the mons (the hairy area), the labia majora (large lips, also hairy), the labia minora (small lips that you can see when you spread the large lips, the clitoris and clitoral hood (the hood partially covers the top of the clitoris), the urethra (where the urine comes out), the vaginal opening, the perineum (behind the vagina and in front of the anus. and the perianal area (Area around the anus).[1]

Traduction :

Introduction

La vulve comprend le monstre (la zone poilue), les grandes lèvres (les grandes lèvres, également poilues), les petites lèvres (les petites lèvres, que vous pouvez voir lorsque vous séparez les grandes lèvres), le clitoris et le capuchon clitoridien (le capuchon recouvre partiellement le haut du clitoris), l'urètre (d'où sort l'urine), l'orifice vaginal, le périnée (derrière le vagin et devant l'anus) et la zone périanale (la zone autour de l'anus).

Yourdictionary.com définit le vagin comme suit :

> The definition of a **vagina** is the passage leading from the vulva to the cervix...[2]

Traduction :

> La définition d'un **vagin** est le passage menant de la vulve au col de l'utérus...

Il n'a pas fallu longtemps à Google pour diagnostiquer le problème. Plus je lisais, plus j'étais en colère et triste. Triste à en mourir. Mais j'avais déjà parlé à mon médecin de la douleur et du fait que je n'avais pas été soulagée depuis des années. Je devais aller au fond de ce problème mal diagnostiqué.

J'ai appelé le cabinet du médecin le lendemain et

j'ai pris rendez-vous pour une consultation téléphonique. J'ai expliqué ce que j'avais découvert lors de mes recherches en ligne.

Sa réponse était défensive. Cela ne m'a pas dérangée. Cette fois, je n'accepterais pas le diagnostic de ménopause. Nous avons pris rendez-vous pour une visite au cabinet. Quelques secondes après m'avoir examinée, elle a approuvé mes recherches et m'a orientée vers un spécialiste. Non sans avoir fondu en larmes devant elle. Il était inutile de blâmer qui que ce soit, mais je devais lui faire comprendre que si mon médecin avait pris le temps de m'écouter quatre ans plus tôt, il aurait pu m'épargner ce chagrin d'amour.

Je vais vous dire ce qui m'a sorti de ce désespoir la nuit où j'ai plongé dans le terrier du Dr Google : trouver des personnes en ligne qui parlaient ouvertement de leur maladie et de ce qui fonctionnait pour elles. J'ai parcouru le web à la recherche de toute référence personnelle au lichen scléreux. Mon cœur s'est rempli de gratitude pour ceux qui ont eu le courage de s'exprimer. En l'absence de remède apparent (en fait, les actualités en ligne adorent mentionner ce détail, tout comme de nombreux membres de groupes de soutien en ligne), il semblait que c'était aux personnes atteintes de lichen scléreux de prendre le relais. Et c'est ce que nous faisons. Nous sommes des milliers à le faire !

Lorsque j'ai consulté le spécialiste, j'avais déjà mis

en pratique un grand nombre des conseils donnés en ligne. J'avais rejoint un groupe Facebook sur le lichen scléreux vulvaire comptant plus de 5 000 membres qui se soutiennent mutuellement et partagent leurs ressources. J'ai abordé ce diagnostic en me sentant effrayée et seule. J'en suis ressortie entourée d'une communauté. Vous n'êtes PAS seule dans cette situation.

Dans ce livre, je vous raconterai mon histoire personnelle, le diagnostic, le traitement et les pratiques physiques, mentales et spirituelles que j'utilise pour gérer le lichen scléreux tout en poursuivant mes recherches sur son origine et sa guérison.

Mon parcours ne sera pas le vôtre. Et certains éléments des LS ne sont pas abordés dans ce livre. Cependant, vous trouverez une myriade de ressources qui vous permettront de poursuivre vos propres recherches sur le LS. Mon intention en écrivant ce livre est de vous aider à dépasser le désespoir, la colère et la frustration dont je ne me souviens plus très bien lorsque j'ai réalisé pour la première fois que j'étais atteint du LS, et de vous informer et de vous inspirer dans votre cheminement vers la guérison.

Je ne suis pas restée longtemps sur le carreau, car j'ai trouvé du soutien, des professionnels de la santé et des pratiques qui m'ont rapidement mise sur la voie de la guérison. Forte d'une expérience de 20 ans dans l'entraînement personnel, le bien-être des femmes, la nutrition, le yoga et la méditation, j'étais bien équipée pour élaborer un plan de traitement. Il est tout aussi frustrant d'avoir l'impression d'avoir fait les bons choix dans sa vie, d'être bien informé sur le bien-être et les maladies, et de se retrouver malgré tout avec le LS.

Ce n'est pas de votre faute. Vous souffrez d'un lichen scléreux et vous pouvez un soulagement.

1
PARLONS DE LA LS

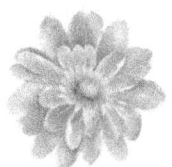

À qui appartient cette vulve ?

L'attente peut être la partie la plus difficile. Il faut du temps pour consulter un professionnel de la santé vulvaire compétent, où que vous soyez dans le monde. Cependant, vous ne devez pas rester les bras croisés et vous sentir impuissante. En attendant mon rendez-vous avec le spécialiste, j'ai utilisé ce que j'avais sous la main : l'aloe vera de la plante qui sortait de son pot dans le coin de la baignoire. L'aloe vera frais m'a énormément apaisée pendant la semaine que j'ai passée à chercher quoi faire d'autre. J'ai gratté le gel frais des feuilles et je l'ai appliqué matin et soir.

Puis vint le gluten. Au fil des ans, j'avais évité le gluten pendant les désintoxications saisonnières, mais j'ai décidé de laisser tomber le gluten pendant des mois, voire une année, et de voir l'effet que cela avait sur mon corps. Mes deux enfants ont souffert de reflux et de troubles du sommeil lorsqu'ils étaient petits. Après de nombreuses visites chez le médecin et des nuits blanches, j'ai supprimé le gluten et les produits laitiers de leur alimentation. Leur sommeil s'est amélioré, tout comme leurs crises de colère. L'inflammation les avait maintenus dans l'inconfort.

C'est alors que j'ai commencé à faire des recherches. Après avoir lu quelques articles en ligne, je suis passée de l'aloe vera à l'huile d'olive après chaque passage dans la salle de bains, car cette solution semblait populaire sur le web. Je gardais un petit pot d'huile caché derrière la plante sur le bord de la baignoire. J'en appliquais une petite quantité sur tout mon corps à chaque fois que j'allais aux toilettes. L'irritation s'est considérablement atténuée et j'ai senti que j'allais dans la bonne direction.

J'ai commencé à repenser aux années d'erreurs de diagnostic. Toutes les plaintes qui avaient été rejetées comme étant liées à la ménopause. Je n'avais rien traité parce que je ne savais pas qu'il y avait quelque chose à traiter. Pour compliquer les choses, je me suis blessée à la colonne cervicale à l'âge de 44 ans, juste avant la ménopause. J'étais tellement concentrée sur la guérison de la blessure à la colonne vertébrale que je n'ai pas prêté attention au fait que mon corps avait besoin d'un soutien supplémentaire à la ménopause. Avec le recul, je pense que le LS a toujours fait partie de ma vie. Il est simplement resté à l'écart pendant les années où j'avais le plus d'hormones, apparaissant de temps en temps pour intriguer les médecins. Une fois la ménopause arrivée, il est devenu difficile de l'ignorer.

Qu'est-ce que le lichen scléreux ?

De Liberty Women's Health :

> Lichen sclerosus (LS) is a benign, chronic, progressive condition affecting the skin of the vulva, which is characterized by severe inflammation, changes to skin thickness (thinning or thickening) and hypopigmentation (loss of pigment), scarring down of the vulvar tissues such as the clitoral hood, and loss of vulvar anatomy (including partial or total resorption of the labia minora) if left untreated.[1]

Traduction :

> Le lichen scléreux (LS) est une affection cutanée bénigne, chronique et progressive de la vulve, carac-

térisée par une inflammation sévère, des modifications de l'épaisseur de la peau (amincissement ou épaississement) et une hypo-pigmentation (perte de pigments), une cicatrisation des tissus vulvaires tels que le capuchon clitoridien et une perte de l'anatomie vulvaire (y compris une résorption partielle ou totale des petites lèvres) si elle n'est pas traitée.

Du Royal Women's Hospital, Australie :

Lichen sclerosus (said 'like-en skler-oh-sus') is a skin condition that makes patches of skin look white, thickened and crinkly. It most often affects the skin around the vulva or anus. It can be itchy, painful and cause permanent scarring.[2]

Traduction :

Le lichen scléreux est une affection cutanée qui donne à la peau un aspect blanc, épaissi et ridé. Il affecte le plus souvent la peau autour de la vulve ou de l'anus. Elle peut provoquer des démangeaisons, des douleurs et des cicatrices permanentes.

Voici ce qu'en dit le site Raredisease.org :

Lichen sclerosus is a chronic inflammatory skin disorder that most commonly affects women before puberty or after menopause. Although rare, it can also be seen in men. When found in males, the disease is known as balanitis xerotica obliterans.[3]

Traduction :

Le lichen scléreux est une maladie inflammatoire chronique de la peau qui touche le plus souvent les femmes avant la puberté ou après la ménopause. Bien que rare, il peut également être observé chez l'homme. Dans ce cas, la maladie est connue sous le nom de balanitis xerotica obliterans.

Vous verrez probablement souvent le terme "rare" dans le cas des LS. Je ne sais pas si je suis d'accord avec cette classification. Oui, je n'avais jamais entendu parler de cette maladie avant de rechercher mes symptômes, mais de nombreuses personnes font surface avec ce diagnostic. J'ai donc vérifié les critères de cette étiquette. Voici ce qu'en dit genome.gov :

A rare disease is generally considered to be a **disease that affects fewer than 200,000 people in the United States at any given time.**[4]

Traduction :

On considère généralement qu'une maladie rare est une **maladie qui touche moins de 200 000 personnes aux États-Unis à un moment donné.**

Cela pourrait être vrai. Je soupçonne toutefois qu'elle est "rare" parce qu'elle est mal diagnostiquée. Dans un groupe de discussion en ligne sur la ménopause, une membre s'est plainte de douleurs pendant les rapports sexuels et du fait que son vagin se refermait. Bien que de nombreux membres se soient empressés de proposer des liens vers l'atrophie vaginale et de dire que "c'est normal à la ménopause", cela m'a rappelé que mon médecin m'avait mal diagnostiquée. Il y a beaucoup d'ignorance autour de la LS parce qu'elle n'est pas bien connue et qu'il est souvent difficile d'en parler avec d'autres personnes, y compris avec son médecin. Cette situation est en train de changer, grâce à toutes les personnes qui s'expriment et partagent leurs expériences et leur sagesse.

Selon le Royal Women's Hospital de Victoria, en Australie :

Lichen sclerosus **affects around one in 80 women.** It can happen at any age, but is most common in middle-aged and elderly women.[5]

Traduction :

Le lichen scléreux **touche environ une femme sur 80** et peut survenir à tout âge, mais il est plus fréquent chez les femmes d'âge moyen et les femmes âgées.

La recherche suggère que la cause la plus probable du lichen scléreux est une réaction autoimmune chez les personnes génétiquement prédisposées.[6]

Regardons de plus près. Le site web Healthline indique ce qui suit :

Lichenification is **when your skin becomes thick and leathery**. This is usually a result of constant scratching or rubbing. When you continually scratch an area of skin or it is rubbed for a prolonged period of time, your skin cells begin to grow.[7]

Traduction :

La lichénification se produit lorsque **la peau devient épaisse et coriace**. C'est généralement le résultat d'un grattage ou d'un frottement constant. Lorsqu'une zone de la peau est continuellement grattée ou frottée pendant une période prolongée, les cellules de la peau commencent à se développer.

Sclerosus selon Miriam Webster :

1 : **pathological hardening of tissue especially from overgrowth of fibrous tissue or increase in interstitial tissue** also : a disease characterized by sclerosis. 2 : an inability or reluctance to adapt or compromise political sclerosis.[8]

Traduction :

1 : **durcissement pathologique d'un tissu, notamment en raison d'une croissance excessive du tissu fibreux ou d'une augmentation du tissu interstitiel** ; également : maladie caractérisée par la sclérose. 2 : incapacité ou refus de s'adapter ou de faire des compromis ; sclérose politique.

J'aurais pu supprimer la dernière partie de cette définition de la sclérose, mais je pense que le lien entre le corps et l'esprit est important dans la guérison, et je trouve fascinant que la définition inclue "une incapacité ou un refus de s'adapter ou de faire des compromis". Je sais que c'est l'un de mes problèmes psychologiques. Le corps est-il également incapable de s'adapter aux changements, qu'ils soient liés à l'alimentation, à l'environnement, au stress, aux virus/bactéries ou à d'autres causes ?

Il est important de noter que les démangeaisons ne touchent pas tout le monde et que, selon le webinaire sur le lichen scléreux du Centers for Vulvovaginal Disorders[9], l'inflammation se produit dans la couche basale de la peau de la vulve. Cela soulève la question suivante : L'épaississement est-il dû à des grattages/abrasions répétés ou à d'autres causes ?

Cause profonde et rémission

Je vois souvent le mot rémission dans nos groupes LS. J'accepte la rémission, mais le Scorpion en moi est toujours à la recherche d'une vérité plus profonde. Je veux un remède. Pas un médicament ou une intervention chirurgicale. Je veux connaître la cause profonde. Si nous comprenons la cause première, nous pouvons arrêter la maladie. Mais le pouvons-nous ?

Au début, je me suis demandé si la LS n'était pas une maladie moderne : les plastiques, la pollution, les pratiques agricoles industrielles, les aliments transformés et les additifs... les coupables habituels d'aujourd'hui. Ou, peut-être, une toxine particulière (par exemple, arrivée à l'époque du DDT). Lorsque j'ai examiné cette idée, elle s'est rapidement effondrée. Il n'y a pas de racine.

> Lichen sclerosus (LS) was described for the first time in 1887. Since then, many synonyms have been in use, notably 'Kraurosis vulvae,' 'vulvar dystrophy,' 'white spot disease,' and 'lichen sclerosus et atrophicus' or 'guttate scleroderma.'[10]

Traduction :

Le lichen scléreux (LS) a été décrit pour la première fois en 1887. Depuis lors, de nombreux synonymes ont été utilisés, notamment "Kraurosis vulvae", "dystrophie vulvaire", "maladie des points blancs" et "lichen scléreux atrophique" ou "sclérodermie en gouttes".

Jusqu'à présent, la cause profonde ressemble davantage à une soupe de racines, dont les ingrédients sont propres à chaque personne. Parmi la longue liste d'ingrédients possibles, la soupe LS semble inclure n'importe quel nombre et n'importe quelle combinaison de ces ingrédients :

1. Déséquilibre hormonal (faible taux d'œstrogènes)

2. Les troubles auto-immuns
3. Infection bactérienne, parasitaire ou fongique à un moment donné de la vie (rapports sur les borrélies : maladie de Lyme). J'ai souffert de dysenterie amibienne dans ma vingtaine.
4. Intolérances ou allergies alimentaires, intestin perméable
5. Prédisposition génétique
6. Problèmes de traitement des oxalates ou des histamines
7. Les traumatismes physiques, mentaux ou émotionnels (pour moi, c'est le facteur le moins bien compris et celui qui est en corrélation avec "l'incapacité à s'adapter" mentionnée ci-dessus).

Un article paru en 2017 dans Clinical Advisor parle d'autres problèmes auto-immuns :

> The exact etiology of lichen sclerosus has not been ascertained; however, evidence points to an increased likelihood of an autoimmune and genetic component. In a study of 350 women with lichen sclerosus, researchers found that 21.5% had 1 or more autoimmune-related diseases, 21% had a family history of autoimmune disease, and 42% had

autoimmune antibodies. The most common autoimmune diseases associated with lichen sclerosus are autoimmune thyroiditis, alopecia areata, vitiligo, and pernicious anemia.[11]

Traduction :

L'étiologie exacte du lichen scléreux n'a pas été établie, mais les données indiquent une probabilité accrue d'une composante auto-immune et génétique. Dans une étude portant sur 350 femmes atteintes de lichen scléreux, les chercheurs ont constaté que 21,5 % d'entre elles souffraient d'une ou de plusieurs maladies auto-immunes, que 21 % avaient des antécédents familiaux de maladie auto-immune et que 42 % avaient des anticorps auto-immuns. Les maladies auto-immunes les plus courantes associées au lichen scléreux sont la thyroïdite auto-immune, l'alopécie areata, le vitiligo et l'anémie pernicieuse.

Le fait d'être atteint de LS ne signifie pas que vous avez ou que vous aurez une deuxième maladie auto-immune. Pour autant que je sache, le LS est ma seule maladie. Pour ceux d'entre vous qui ont déjà reçu un diagnostic de maladie auto-immune, il peut être réconfortant de savoir que vous n'êtes pas seul à avoir reçu ce double diagnostic. C'est ce que je constate dans nos groupes de soutien en ligne.

Qu'est-ce qu'un diagnostic ? Il y a l'éducation et l'information, la communauté et un protocole de traitement commun. Mais ne vous identifiez pas trop vite à votre diagnostic. Il ne sert à rien de continuer à dire à votre corps qu'il est malade ou de laisser la victime devenir l'archétype dominant de votre vie. Il y a un déséquilibre entre le corps, l'âme et l'esprit. **Quel que soit le nom que lui donne la médecine populaire, l'objectif est le même : rétablir l'équilibre.**

Légère à sévère

À la naissance de mon fils, les infirmières m'ont donné des "serviettes glacées" - des serviettes hygiéniques auxquelles on a ajouté un peu d'eau et que l'on a mises au congélateur. Laissez-moi vous dire que ces serviettes ont été un cadeau du ciel pour soulager la douleur de l'accouchement. Je les ai réutilisées après la naissance de ma fille. Cette fois, j'ai ajouté de l'eau de calendula aux compresses pour accélérer la guérison.

Pousser quelqu'un hors de son corps provoque une douleur, une inflammation, une déchirure et une brûlure considérables. Mais au moins, vous avez cet adorable petit être humain à ramener à la maison, et une fois que vous avez guéri, la douleur ne revient pas jusqu'à ce que vous ayez un autre petit être humain.

Si comparer l'inconfort du lichen scléreux à celui d'un accouchement peut sembler extrême, certaines personnes atteintes de LS ressentent des douleurs atroces qui reviennent sans cesse. D'autres, dont je fais partie, ont la chance d'avoir des symptômes légers ou modérés.

Quels sont les signes et les symptômes du lichen scléreux ?

Cedars-Sinai identifie les symptômes courants qui peuvent être associés au LS :

- Vulvar itching (very common)
- Anal itching, bleeding, or pain
- Pain during sex
- Skin bruising and tearing
- Blisters
- Easy bleeding from minor rubbing of the skin
- Pain or bleeding when having a bowel movement
- Trouble urinating or pain with urination[12]

Traduction:

- Démangeaisons vulvaires (très fréquentes)

- Démangeaisons, saignements ou douleurs anales
- Douleur pendant les rapports sexuels
- Ecchymoses et déchirures de la peau
- Ampoules
- Saignement facile en cas de frottement mineur de la peau
- Douleur ou saignement lors de la défécation
- Difficultés ou douleurs à la miction

Le problème est que chacun vit le LS différemment. Je soupçonne que d'autres problèmes peuvent survenir parallèlement au LS et qu'ils ne sont pas nécessairement dus au LS.

Une enquête a été publiée dans l'une des communautés en ligne LS, demandant quels étaient les principaux symptômes ressentis par ses membres. Voici les dix principaux signes et symptômes énumérés par les membres du groupe :

- Démangeaisons
- Sensation de brûlure
- Rougeurs
- Taches blanches
- Fusion (changements architecturaux)
- Plaies ressemblant à des coupures de papier
- Inflammation

- Rapports sexuels douloureux
- Douleur nerveuse sévère
- Gonflement

La liste était en fait longue de 25 éléments et comprenait d'autres éléments tels que des cloques de sang, des mictions fréquentes et des douleurs lancinantes. Une fois de plus, nous voyons une soupe d'ingrédients qui ne sont pas tous liés à la LS.

Quels sont les symptômes du lichen scléreux chez l'enfant ?

Cela m'attriste de penser que de jeunes enfants sont confrontés à cette maladie et que leurs parents ou les personnes qui s'occupent d'eux ont du mal à y faire face.

La liste des symptômes chez l'enfant varie légèrement par rapport à la liste précédente du Cedars-Sinai. Selon le Royal Children's Hospital Melbourne, voici les principaux signes et symptômes du LS chez l'enfant :

- Itchiness
- Constipation (due to painful cracks in the skin around the anus)
- Pain when urinating

- Red and inflamed skin at the beginning, that later looks like white, shiny, wrinkled or thickened patches [13]

Traduction :

- Démangeaisons
- Constipation (due à des fissures douloureuses de la peau autour de l'anus)
- Douleur à la miction
- Peau rouge et enflammée au début, puis plaques blanches, brillantes, ridées ou épaissies.

Comment savoir s'il s'agit d'un lichen scléreux ?

Il existe d'autres causes de démangeaisons vulvaires. C'est la partie la plus complexe. Les symptômes peuvent être dus ou non au LS. Il se peut qu'il n'y ait pas de LS du tout ou qu'il y ait un LS en même temps que des problèmes non liés au LS. Un spécialiste diagnostiquera le lichen scléreux sur la base d'une biopsie ou d'un examen visuel.

Comme les vulves sont comme des flocons de neige - il n'y en a pas deux pareils - il peut être difficile pour votre médecin de famille de repérer les changements. Il est important que vous remarquiez les changements et que vous les signaliez à votre médecin. Demandez à voir un spécialiste.

Un rendez-vous avec le médecin

La clinique de mon médecin généraliste a appelé. "Un gynécologue a accepté la demande de consultation, mais c'est un homme et nous voyons ici que vous avez demandé une femme. Voulez-vous prendre ce rendez-vous ?"

"D'accord. Je m'enfonce dans mon fauteuil. Pourquoi est-ce si difficile ? "Je préfère une femme. Mais je ne veux pas attendre plus longtemps."

"Je comprends. La réceptionniste me donne le nom du spécialiste. "Pourquoi ne prenez-vous pas la journée pour y réfléchir et ne nous rappelez-vous pas ?"

"Je vous remercie. J'apprécie." Avant même d'avoir terminé l'appel, j'étais déjà en train de chercher son nom sur l'internet. Il pratiquait des accouchements à l'hôpital où mes enfants sont nés. Il avait reçu de bonnes critiques de la part de ses patientes. *Voyons ce que je peux trouver d'autre. Voici sa clinique.*

Il s'avère qu'il fait partie d'une clinique dermatologique spécialisée dans les troubles de la vulve, en particulier le LS. Quelles sont les chances que cela se produise ? Je me suis dit que j'étais entre de bonnes mains. J'ai rappelé et j'ai accepté la recommandation.

On pourrait penser que les trois mois d'attente ont été un enfer, mais je me suis mise au travail.

J'ai fait tellement de recherches sur le sujet que je pense que ma conversation avec le gynécologue était aussi fascinante pour lui que pour moi. Du moins, c'est ce que j'aime à penser. Je suis presque sûre que ce n'était pas le cas. Il savait ce qu'il cherchait et m'a immédiatement diagnostiqué un lichen scléreux. C'était deux jours avant mon 50e anniversaire. Le pire des cadeaux. Jamais.

Lorsqu'il m'a demandé ce que j'attendais du traitement, je lui ai répondu que j'attendais deux choses :

1. Arrêter toute modification structurelle de ma vulve.

2. Inverser les changements, si possible.

Je ne savais pas que la deuxième chose avait déjà été faite par quelqu'un. Je n'étais pas allée aussi loin dans mes recherches et je ne voulais pas le faire. Je préférais au moins ouvrir la porte à la possibilité d'une guérison complète et d'une inversion.

Le gynécologue m'a prescrit une pommade stéroïdienne topique à base de triamcinolone, m'a demandé de prendre rendez-vous avec le thérapeute du plancher pelvien de la clinique et un rendez-vous de suivi avec lui dans deux mois. Je l'ai remercié et j'ai quitté la clinique pleine d'espoir.

Aucune des deux pharmacies que j'ai essayées n'a

pu exécuter l'ordonnance pour la pommade. Elles n'avaient que la crème. Ce n'était pas la forme préférée, et j'ai appris plus tard que c'était à cause de la teneur en alcool de la base de la crème, qui peut irriter les peaux abîmées. J'ai appelé la clinique dermatologique, qui a consulté mon gynécologue, lequel m'a dit de continuer à utiliser la crème. J'ai rempli l'ordonnance.

Bien que la triamcinolone soit connue pour avoir une dose de stéroïdes plus faible que le propionate de clobétasol habituellement prescrit, je n'étais pas très enthousiaste à l'idée de l'utiliser. Pendant deux ans, ma fille a souffert d'éruptions cutanées difficiles qui ont commencé sur ses mains. Alors que le médecin essayait de la traiter avec diverses crèmes stéroïdiennes, les éruptions ont rapidement recouvert une plus grande partie de son corps.

J'ai fini par emmener ma fille chez un naturopathe qui lui a conseillé d'arrêter les stéroïdes et l'a soumise à des tests de sensibilité alimentaire. Elle en avait beaucoup. Le naturopathe a travaillé avec elle pour soigner son intestin et sa peau.

Après avoir observé son parcours avec les crèmes stéroïdiennes, j'ai voulu épuiser les solutions naturelles avant d'utiliser un stéroïde topique sur ma vulve. N'oubliez pas que lorsque j'ai demandé au médecin à quel point mon LS était avancé, il m'a dit que sur une échelle de un à dix, dix étant grave, je me situais à environ deux. Je ne sais pas s'il a dit cela pour me rassurer. J'ai ressenti peu d'irritation à ce stade et, une fois l'ordonnance remplie, je me suis sentie à l'aise pour explorer d'autres solutions. J'ai rangé la boîte blanche dans le placard situé sous l'évier de ma salle de bains.

Corticostéroïdes

C'est le traitement recommandé pour le LS. Des corticostéroïdes topiques sont prescrits pour réduire l'inflammation et les démangeaisons, ralentir la progression de la maladie, arrêter la cicatrisation et réduire le risque de cancer. Discutez-en avec votre spécialiste de la santé. Il existe différentes concentrations de pommades/crèmes stéroïdiennes qu'il peut vous prescrire en fonction de la gravité de votre LS.

Mes recherches se sont poursuivies dans des groupes en ligne, puis j'ai lu un article sur l'huile d'olive ozonée dans un fil de discussion sur Reddit. Il se trouve que mon magasin d'alimentation naturelle local en vendait, et c'est ce que j'ai fait. Pendant les cinq semaines qui ont suivi mon rendez-vous, j'ai appliqué de l'huile d'olive ozonée tous les matins et avant de me coucher. Je la conserve au réfrigérateur. Je pense qu'elle sent la randonnée en haute altitude. Ma fille dit qu'elle sent le concombre. J'ai utilisé de l'huile d'olive normale entre les applications. Les démangeaisons et les irritations qui subsistaient ont complètement disparu au cours de cette période. Après avoir été mal diagnostiquée des années auparavant et n'avoir rien fait pour ma vulve, l'attention portée à cette dernière s'est avérée prometteuse.

Borax controversé

J'ai trouvé sur Facebook un groupe LS qui faisait la promotion des bains de borax comme ligne de traitement. Après d'autres recherches, j'ai acheté une boîte de 20 Mule Team Borax dans l'allée des lessives de mon épicerie locale et j'ai décidé d'essayer. J'étais sceptique. Si cela ne fonctionnait pas pour moi, je pourrais toujours l'utiliser dans ma lessive.

Ce que je sais, c'est que si j'ai peur du traitement, le stress à lui seul me causera du chagrin. J'ai besoin de me sentir nourrie par mon traitement. Mon professeur de qigong, Maître Chunyi Lin, nous a dit un jour de charger nos médicaments d'énergie curative. Je trouve que c'est une pratique puissante si je ne me sens pas à l'aise avec un traitement particulier. Infusez-y de l'amour et des intentions de guérison. Plutôt que de nourrir le corps de peurs, nourrissez-le de bénédictions.

J'ai trouvé des informations intéressantes sur le fait que le bore présent dans le corps aide le calcium et le magnésium à s'échapper par l'urine. Il existe toutefois une différence entre le bore et le borax. Les aliments riches en bore sont les avocats, les pruneaux, le jus de pruneaux et les bananes. J'ai acheté une bouteille de jus de pruneau biologique. Il me semblait que c'était quelque chose à avoir sous la main en cas de constipation. Il est important de bouger les intestins régulièrement. Nous y reviendrons plus tard. Je n'avais aucune envie d'ajouter du jus de pruneau à ma journée de façon régulière.

Bien qu'aucune recherche n'identifie l'infection fongique comme la cause du LS, les problèmes fongiques pourraient-ils être à l'origine des démangeaisons et de l'irritation chez certaines personnes atteintes du LS ? Ce cycle de démangeaisons et d'irritations exacerbe-t-il les symptômes du LS ? Pourquoi le Borax soulage-t-il certaines personnes souffrant du LS ? Pourquoi l'huile de coco ? Pourquoi le gel d'aloe vera de la plante a-t-il été si efficace pour moi au début, alors que je ne savais pas quoi utiliser d'autre ? Ces trois produits ont des propriétés antifongiques. Ils sont également de nature anti-inflammatoire.

J'ai mentionné que le LS est une soupe d'ingrédients et si certains de ces ingrédients sont des traumatismes, la génétique et les hormones, d'autres facteurs contribuant au mélange (les assaisonnements, si vous voulez) peuvent être plus superficiels, comme les bactéries et les champignons. Les démangeaisons et les irritations conduisent au grattage, qui à son tour conduit à la dégradation de la peau, au tissu cicatriciel... et ainsi de suite. Retour aux bains.

Vous verrez que le Borax apparaît dans vos recherches. Mountain Rose Herbs s'exprime ainsi sur ce minéral blanc et poudreux :

> Borax acts as an emulsifier, natural preservative and buffering agent for moisturizers, scrubs, and bath salts. Borax is a natural mineral which is widely used in the cosmetic industry. Since it is also utilized as a detergent, many people are surprised to learn that it is also a main ingredient in their favorite bath salt.[14]

Traduction :

> Le borax est un émulsifiant, un conservateur naturel et un agent tampon pour les crèmes hydratantes, les gommages et les sels de bain. Le borax est un minéral naturel largement utilisé dans l'industrie cosmétique. Comme il est également utilisé comme détergent, de nombreuses personnes sont surprises d'apprendre qu'il est aussi un ingrédient principal de leurs sels de bain préférés.

Un article de Healthline de 2018 indique que

Lichen Scléreux

Borax exposure can irritate the skin or eyes and can also irritate the body if inhaled or exposed. People have reported burns from borax exposure to their skin.[15]

Traduction :

L'exposition au borax peut irriter la peau ou les yeux, et peut également irriter le corps en cas d'inhalation ou d'exposition. Certaines personnes ont signalé des brûlures dues à l'exposition de la peau au borax.

Je ne ferai aucune recommandation de traitement. Je ne suis pas médecin et je ne joue pas le rôle d'un médecin à la télévision. Votre protocole est une affaire entre vous et votre équipe soignante. Je répète que ce livre est destiné à vous informer sur le lichen scléreux, et non à le diagnostiquer ou à le traiter. Le lien entre le corps et l'esprit est puissant. Il est important que vous vous sentiez informé et soutenu dans vos traitements, et non effrayé. C'est à vous de décider comment procéder avec Borax.

2

LE CHEMIN DE LA GUÉRISON

Mon nouveau meilleur ami

Il est étrange d'avoir une conversation informative sur le lichen scléreux et la santé du plancher pelvien en étant allongé sur le dos, nu de la taille jusqu'en bas, avec une femme dont le doigt est entré dans mon vagin.

J'ai réfléchi à l'étrangeté de la situation, puis j'ai décidé de me détendre et d'être reconnaissante pour ses 35 années d'expertise et de sagesse. Honnêtement, j'ai plus appris de cette thérapeute du plancher pelvien que de la gynécologue et je me suis sentie plus à l'aise avec elle.

"Vos tissus ont l'air très sains." Elle se tient au pied

de la table de traitement. "Vérifions votre tonus musculaire. Appuyez un peu sur votre côté gauche."

J'ai levé les yeux vers le plafond, sans trop savoir où porter mon attention. Les lucarnes laissent entrer une quantité généreuse de lumière naturelle dans la petite pièce. "C'est vraiment un bel espace." Je ne faisais pas de petites phrases maladroites. En fait, c'est une clinique charmante. Quel plaisir de ne pas se retrouver dans un environnement clinique morne.

"Oui, nous venons d'emménager dans ce bâtiment en mars." Elle change de position. "Nous voulions une clinique où nous pourrions tous être facilement accessibles aux patients, plutôt que de devoir renvoyer les gens ici et là. Nous voulions une clinique où nous pourrions tous être facilement accessibles aux patients, plutôt que d'avoir à renvoyer les gens ici et là."

"J'ai été choquée et reconnaissante de découvrir qu'une telle clinique existait. La dermatologie, la thérapie du plancher pelvien et la gynécologie sous un même toit. C'est impressionnant. Et nécessaire." J'ai remarqué une empreinte de pas sur l'une des poutres du plafond. Il devait s'agir d'un ouvrier du bâtiment. C'est drôle de voir où l'esprit vagabonde.

"Les muscles de votre plancher pelvien droit se sont atrophiés". Elle retire son doigt. "C'est peut-être dû à vos blessures à la colonne vertébrale. Nous allons surveiller cela de près." Elle s'est lavé les mains et a commencé à rassembler des ressources pour moi.

Elle m'a donné des échantillons de crèmes et de lotions et m'a appris à masser les tissus de la vulve pour en améliorer l'élasticité. Elle m'a recommandé d'utiliser CeraVe® au lieu de l'huile d'olive, car CeraVe contient des céramides. Elle m'a ensuite interrogée sur ma vie sexuelle.

"Je vois beaucoup de femmes atteintes de cette maladie qui ont simplement décidé de ne plus avoir de relations sexuelles. Et je pose la même question à chacune d'entre elles." Elle s'est assise sur la chaise en face de moi. "N'aimeriez-vous pas au moins avoir le choix d'avoir à nouveau des relations sexuelles ?"

"Bien sûr," ai-je répondu. Cette conversation m'a donné l'impression qu'il y avait plus qu'un simple espoir de guérison, il y avait un véritable traitement.

Elle a ouvert son ordinateur portable et a cherché des ressources que je pourrais explorer à la maison. J'ai pris des photos avec mon téléphone des sites qu'elle a visités.

Elle m'a même montré un contenant de ce qu'elle dit être le meilleur lubrifiant naturel pour les rapports sexuels : Sliquid. J'ai acheté une bouteille en payant mon rendez-vous. Je suis maintenant divorcée. J'envisage toujours de devenir nonne bouddhiste... mais on ne sait jamais...

Céramides, lotions et huiles

Que sont les céramides ? Selon un article paru en novembre 2021 dans Today :

> In short, ceramides are lipids (fatty molecules) that are found in the topmost layer of the skin to function as a barrier to protect the skin and help lock in moisture.[1]

Traduction :

En bref, les céramides sont des lipides (molécules grasses) présents dans la couche supérieure de la peau, qui fonctionnent comme une barrière pour protéger la peau et aider à retenir l'humidité.

Le 25 octobre 2020, Healthline a déclaré :

> Ceramides are made up of long-chain fatty acids that link with other important molecules to promote cellular function. Ceramides **help create a barrier to prevent permeability.** This locks moisture into your skin, which helps prevent dryness and irritation.[2]

Traduction :

Lichen Scléreux

Les céramides sont des acides gras à longue chaîne qui se lient à d'autres molécules importantes pour favoriser la fonction cellulaire. Les céramides **contribuent à créer une barrière qui empêche la perméabilité.** L'hydratation de la peau est ainsi verrouillée, ce qui prévient la sécheresse et l'irritation.

Des années de travail avec des huiles végétales m'ont amenée à penser que l'huile de jojoba serait l'option la plus naturelle, car elle est considérée comme la plus proche de la composition de la peau et a une teneur élevée en céramides. Elle est plus chère que Cerave®, mais j'en avais déjà une bouteille à la maison. J'ai apprécié les échantillons gratuits et je les ai ajoutés à ma réserve d'onguents et de lotions sous le lavabo de la salle de bain. Si rien d'autre ne fonctionnait, je reviendrais aux échantillons.

Par ailleurs, les patates douces sont considérées par les nutritionnistes comme une riche source de céramides naturels. Je mange régulièrement des ignames et des patates douces, surtout depuis la ménopause. Elles sont polyvalentes et apportent des fibres, des vitamines et des minéraux (attention aux oxalates).

Pendant les cinq semaines qui ont suivi, jusqu'à ce que je voie mon gynécologue pour un suivi, j'ai utilisé de l'huile de jojoba une fois par jour pour masser le tissu vulvaire, puis j'ai préparé une concoction pour le coucher. Lorsque ma fille souffrait de ce que les médecins considéraient comme de l'eczéma, j'ai acheté toutes les pommades, tous les onguents et tous les baumes imaginables. Inutile de dire que j'ai une collection coûteuse d'émollients sous le lavabo de ma salle de bains. Avant de me coucher, j'ai mélangé une pommade coûteuse avec une pommade à la consoude. Je les ai achetés, autant les utiliser.

J'ai trouvé le groupe LS sur Facebook et j'ai commencé à prendre un ou deux bains par semaine avec des sels de magnésium, du bicarbonate de soude et même un peu de borax. Ce que j'ai remarqué, ce sont les lignes où les tissus ont fusionné. Ce qui était auparavant une surface de peau lisse est maintenant marqué d'une légère ligne rouge indiquant le bord des lèvres perdues. J'étais très enthousiaste à l'idée de désenflammer, je n'étais pas attachée au résultat, j'étais simplement pleine d'espoir.

Les membres du groupe Facebook ont déclaré utiliser une grande variété d'huiles, de lotions et de crèmes - de l'huile de noix de coco à l'huile d'olive en passant par des mélanges commerciaux - et l'huile d'émeu était un choix populaire. Vous n'avez pas besoin de dépenser une fortune. Trouvez ce qui vous convient.

Il me semble qu'il existe un ordre de guérison :

- Soulager les démangeaisons tout en cherchant à en éliminer les causes (bactéries, champignons, levures, alimentation)
- Soigner les tissus (abrasions, fissures, rugosité)
- Renforcer la barrière cutanée et protéger le derme
- Le traitement de l'inflammation dans l'organisme

Selon ma thérapeute PF, les pommades, huiles et crèmes topiques doivent pénétrer profondément dans les tissus, car c'est là que se produit l'inflammation. Elle m'a demandé de masser les lotions pendant au moins 90 secondes pour faciliter leur diffusion dans les tissus.

Selles et LS

C'est un sujet de merde. C'est probablement l'endroit le plus inconfortable pour ma LS. Pendant près de vingt ans, j'ai cru que j'avais des hémorroïdes. Je pense que l'un de mes médecins l'a mentionné ou que j'ai simplement décidé que c'était le problème. C'était logique : deux gros bébés et des années d'haltérophilie. Je ne savais pas que le LS provoquait un tissu cicatriciel autour de la région anale, ce qui peut créer des fissures en cas de selles abondantes ou d'efforts.

La peur de faire caca est réelle. Vous poussez et risquez de vous déchirer ou vous attendez et la douleur est lente. Les grosses selles sont un problème. Je trouve qu'un régime sans gluten, sans sucre et sans produits laitiers est plus facile pour mes intestins. Je garde du jus de pruneau à portée de main (n'oubliez pas qu'il s'agit également d'une source de bore). Pour les enfants atteints de LS en particulier, il est essentiel de trouver un régime alimentaire sain qui leur permette d'avoir un transit intestinal paisible !

1. Veillez à manger suffisamment de fruits et de légumes en fonction de votre système digestif (les aliments cuits peuvent être plus faciles à digérer que les aliments crus).
2. Réduire ou éliminer les aliments transformés.
3. Boire suffisamment d'eau tout au long de la journée et manger des graisses saines.
4. Marchez ou bougez votre corps tous les jours
5. Inclure des graines de lin moulues ou du jus de pruneau si nécessaire
6. Travailler avec un nutritionniste, un naturopathe ou un autre spécialiste pour identifier d'éventuelles sensibilités alimentaires ou des problèmes intestinaux ou digestifs.

7. Attention à la viande rouge (elle peut prendre la place d'aliments plus riches en fibres).
8. Détendez-vous lorsque vous allez aux toilettes (faites de votre salle de bains un environnement agréable).

N'oubliez pas d'inclure la zone anale dans votre massage à l'huile. Veillez toutefois à ne pas transférer les bactéries de la zone anale à la vulve. Massez d'abord les tissus de la vulve, puis passez à l'arrière.

Un bain chaud permet de garder la zone propre et d'aider les tissus à mieux absorber les traitements topiques. Laissez tremper pendant 20 minutes, séchez en tapotant et appliquez le traitement.

Vous **pouvez** réparer et rajeunir ces tissus afin que la douleur ne soit plus un problème pour vos fesses.

Fourchette (zone de 6 heures)

Lorsque j'ai initialement consulté mon médecin en 2017, c'était pour cette douleur atroce en verre cassé qui accompagnait la pénétration. Il s'agissait de la zone des 6 heures : le bas de la vulve, menant au périnée. Je ne savais pas que mon corps avait formé une épaisse bande de tissu cicatriciel à cet endroit.

Mon fils est né avec dix jours d'avance et pesait deux

kilos et demi. J'ai eu une belle déchirure que le médecin a recousue. Trois ans plus tard, ma fille pesait neuf kilos et demi et je jure que le médecin a appuyé son pied sur l'extrémité de mon lit d'accouchement pour sortir les épaules coincées de mon bébé du canal de naissance. Inutile de dire que le médecin aurait pu crocheter un afghan de taille moyenne dans le temps qu'il lui a fallu pour me recoudre.

Mon corps surcompensait la déchirure et je n'avais aucune idée de ce qu'était le tissu cicatriciel. Je me contentais de faire l'amour, je me déchirais à nouveau, je faisais avec, et ainsi de suite jusqu'à ce que ce soit trop atroce pour moi. La pénétration me mettait littéralement dans un état de lutte ou de fuite, la douleur traversant tout mon système nerveux.

Aujourd'hui, ma zone de 6 heures présente non seulement une épaisse bande de tissu cicatriciel, mais aussi une bosse cicatricielle en plein milieu, comme pour sceller ce tissu à l'aide d'un bouton préventif supplémentaire. Si j'avais su à l'époque que j'avais affaire à un LS, je n'aurais pas laissé le cycle déchirure/cicatrisation/cicatrisation se poursuivre. C'était dur non seulement pour mon corps, mais aussi pour mon mariage. Je souffrais de plus en plus. Personne ne comprenait ce qui se passait ni comment me soutenir. Mon corps me disait "non", mais je ne savais pas pourquoi.

J'accorde désormais une attention particulière à la zone des 6 heures et je la masse doucement pendant le trempage. La bosse cicatricielle s'atténue et les tissus retrouvent leur élasticité.

Je ne suis pas intéressé par les applications de rencontres en ligne, mais si c'était le cas, mon profil demanderait un partenaire dont la taille du pénis est inférieure à la moyenne. Si nous ne parvenons pas à trouver de l'humour dans notre situation, nous avons perdu tout espoir.

Les multiples visages du traumatisme

Selon la Cleveland Clinic :

> In some cases, lichen sclerosus develops after someone has experienced trauma, such as an injury or sexual abuse. Lichen sclerosus is not a sexually transmitted disease (STD), and it's not contagious.[3]

Traduction :

> Dans certains cas, le lichen scléreux se développe après un traumatisme, tel qu'une blessure ou un abus sexuel. Le lichen scléreux n'est pas une maladie sexuellement transmissible (MST) et n'est pas contagieux.

The Lancet donne son avis sur la question :

...(lichen sclerosus occurs in skin already scarred or damaged), so trauma, injury, and sexual abuse have been suggested as possible triggers of symptoms in genetically predisposed people.[4]

Traduction :

...(le lichen scléreux apparaît sur une peau déjà cicatrisée ou abîmée), de sorte que les traumatismes, les blessures et les abus sexuels ont été suggérés comme des déclencheurs possibles des symptômes chez les personnes génétiquement prédisposées.

Un article publié en 2020 dans Obstetrics and Gynecology International poursuit :

A well-known manifestation of VLS is the Koebner phenomenon. It is described as the occurrence of lesions at sites of injured or traumatized skin due to scratching or sexual activity. Thus, repeated trauma and irritation to the area may act as a precipitating factor for the disease. Radiation has also been implicated as one of the causal factors.[5]

Traduction :

Le phénomène de Koebner est une manifestation bien connue du syndrome de von Willebrand. Il est décrit comme l'apparition de lésions aux endroits où la peau est blessée ou traumatisée par le grattage ou l'activité sexuelle. Ainsi, des traumatismes et des irritations répétés de la zone peuvent déclencher la maladie. Les radiations ont également été impliquées comme facteur causal.

Je ne suis ni médecin ni thérapeute et je ne connais pas votre situation particulière. Je sais cependant que pour traiter le LS, il faut prendre en compte tous les éléments possibles. Une étude de 2016 sur le LS, publiée dans la National Library of Medicine, indique ce qui suit :

> It is assumed that trauma plays a significant role as trigger in the development of lichen sclerosus. Such traumas include scratching, friction (e.g., caused by tight clothing), occlusion, surgical procedures or sexual abuse during childhood.[6]

Traduction :

On suppose que les traumatismes jouent un rôle important dans le développement du lichen scléreux. Ces traumatismes comprennent le grattage, la friction (par exemple causée par des vêtements serrés), l'occlusion, les procédures chirurgicales ou les abus sexuels dans l'enfance.

J'ai trouvé étrange que ma thérapeute du plancher pelvien me demande si je me souvenais de m'être blessée à la vulve dans mon enfance, par exemple en faisant du vélo. C'était une question étrange, mais elle m'a immédiatement rappelé la fois où, à l'âge de cinq ans, je suis tombée la vulve la première sur le cadre de ma bicyclette. C'était très douloureux. C'est évident, car je n'ai pas beaucoup de souvenirs de cette époque, mais je m'en suis souvenue !

Je m'interroge sur la définition du traumatisme, qui doit inclure les aspects mentaux et émotionnels. Des années, voire des décennies, de relations difficiles, d'émotions non traitées ou de pensées négatives constantes à propos de votre corps peuvent se manifester physiquement.

Dans une interview publiée en 2020 dans Human Window, le Dr Gabor Maté, auteur de *When the Body Says No*, décrit le traumatisme comme suit :

> How I think about it is that if I wounded you, if I cut your flesh, the healing would involve scar tissue forming. If the wound was great enough, you'd get a big scar, and it would be without nerve endings so

you wouldn't feel, and it would be much less flexible than your normal tissue. Trauma is when there is a loss of feeling and there is a reduced flexibility in responding to the world.[7]

Traduction :

Je pense que si je vous blesse, si je coupe votre chair, le processus de guérison implique la formation d'un tissu cicatriciel. Si la blessure est suffisamment importante, vous aurez une grosse cicatrice, dépourvue de terminaisons nerveuses et donc insensible, et beaucoup moins souple qu'un tissu normal. Il y a traumatisme lorsqu'il y a perte de sensibilité et réduction de la souplesse de réaction au monde.

Ce tissu cicatriciel et cette perte de flexibilité au niveau émotionnel sont très similaires au LS au niveau physique. Bien que le Dr Maté ne parle pas directement du LS, il a quelques idées sur d'autres pathologies :

> Si vous parlez à ces femmes atteintes d'endométriose ou de fibromyalgie, il s'agit de processus physiologiques, mais nous savons par la science et l'intuition que le corps et l'esprit ne peuvent être séparés. Ces personnes souffrent invariablement d'un niveau de stress élevé.

Le Dr Maté revient sur le développement de l'enfant et sur le fait de se sentir en sécurité pour exprimer ce que l'on est en tant qu'enfant :

> Ces stress sont liés à la suppression de l'ego qui a commencé dans l'enfance comme mécanisme d'adaptation. J'ai connu des personnes qui ont guéri de l'endométriose ou de la fibromyalgie, voire d'affections plus menaçantes, grâce à un travail sur soi approfondi et à un soutien approprié.

Un thérapeute spécialisé dans les traumatismes a brièvement fait partie de mon parcours LS peu après le diagnostic. J'ai été surprise de découvrir à quel point mon système nerveux s'était adapté aux événements de la petite enfance. Mon thérapeute m'a aidé à identifier certaines de mes croyances fondamentales formées pendant l'enfance, et m'a apporté son soutien et des outils thérapeutiques.

Je me suis également tournée vers d'autres sources de soutien. Étant donné que la LS avait endommagé ma relation avec mon corps, il était important de favoriser une connexion saine avec ma vulve, non seulement par le trempage et le massage, mais aussi par des pratiques telles que la création artistique et la tenue d'un journal. L'expérience passée de ma colonne vertébrale m'a appris que je devais traiter les traumatismes sur tous les fronts.

Art et journal intime

Je ne m'attendais pas à me sentir aussi déconnectée de cette partie de mon corps. Je me suis vite rendu compte que mon ressentiment et ma colère croissants pouvaient alourdir le fardeau de la maladie. Un jour, alors que je pleurais sur l'état de cette partie de mon corps, j'ai eu une inspiration surprenante : Faire un dessin.

Il m'a semblé étrange mais important de célébrer ma vulve telle qu'elle est. Elle n'avait pas besoin d'être parfaite ou symétrique. Elle devait juste être en bonne santé, et si l'art était la thérapie du jour, qu'il en soit ainsi.

J'ai une malle remplie de matériel artistique provenant de l'époque où j'écrivais et publiais des livres pour enfants. J'ai sorti mes marqueurs préférés et du papier fantaisie et je les ai étalés sur la table de la cuisine. Je savais à quoi ressemblait ma vulve en l'inspectant dans le miroir et j'ai recréé son visage sur la page. J'ai ajouté des étoiles et des quarts de lune autour du papier pour la célébrer. Pour m'assurer que j'avais pris mon temps pour cette pratique, j'ai pris un autre morceau de papier et j'ai créé une deuxième image avec plus de détails.

Étonnamment, je me suis sentie beaucoup mieux après. Créer de l'art est vraiment une thérapie. Pendant des semaines, j'ai exposé mes œuvres sur ma commode, faisant la paix avec cette partie de moi.

Il m'a été facile de tenir un journal. En tant qu'écrivain, la plupart de mes livres ont commencé par des entrées de journal. Pendant des années, j'ai animé des séances de tenue de journal lors de retraites de bien-être et d'écriture, après avoir lu que l'écriture sur la douleur était bénéfique pour la santé. Je suis récemment tombée sur une étude similaire dans laquelle des personnes étaient encouragées à écrire sur leur plus grand traumatisme. Extrait de l'article de la BBC de 2017 intitulé Can Writing About Pain Make You Heal Faster ?

> Ever since, the field psychoneuroimmunology has been exploring the link between what's now known as expressive writing, and the functioning of the immune system. The studies that followed examined the effect of expressive writing on everything from asthma and arthritis to breast cancer and migraines. In a small study conducted in Kansas, for example, it was found that women with breast cancer experienced fewer troublesome symptoms and went for fewer cancer-related appointments in the months after doing expressive writing.[8]

Traduction :

Depuis lors, le domaine de la psychoneuroimmunologie explore le lien entre ce que l'on appelle aujourd'hui l'écriture expressive et le fonctionnement du système immunitaire. Des études ultérieures ont examiné l'effet de l'écriture expressive sur des sujets aussi variés que l'asthme, l'arthrite, le cancer du sein et les migraines. Une petite étude menée au Kansas, par exemple, a révélé que les femmes atteintes d'un cancer du sein présentaient moins de symptômes gênants et avaient moins de rendez-vous liés au cancer dans les mois qui suivaient la pratique de l'écriture expressive.

L'article se poursuit par un aperçu intéressant :

Kavita Vedhara, de l'université de Nottingham, et son équipe en Nouvelle-Zélande ont pris 120 volontaires en bonne santé et leur ont demandé d'écrire sur un événement pénible ou sur la façon dont ils avaient passé la journée précédente. Ils l'ont fait avant ou après une biopsie à l'emporte-pièce sur la partie supérieure de leur bras. Les volontaires du groupe "écriture expressive" avaient six fois plus de chances de voir leur plaie guérie dans les dix jours que les volontaires du groupe de contrôle.

J'ai trouvé cette découverte particulièrement intéressante, car de nombreuses personnes atteintes de LS subissent des biopsies à l'emporte-pièce pour diagnostiquer ou surveiller leur maladie. Certaines se plaignent de douleurs intenses après la biopsie, tandis que d'autres ne ressentent aucune douleur. L'écriture expressive pourrait être un outil utile pour vous aider avant votre biopsie.

Ma pratique du journal est plus efficace lorsque j'écris exactement ce que je ressens, où je le ressens dans mon corps, et que je ne me censure pas. J'écris mes peurs, mes espoirs, mes frustrations et la nature de la douleur. Je fais cela pendant quelques jours et je commence à voir mon humeur s'éclaircir assez rapidement. Chaque fois que je suis en proie à des émotions difficiles, je prends le stylo. Puis je recycle ou brûle la page.

C'est l'une des meilleures pratiques que je connaisse pour éviter d'embouteiller mes émotions. Si vous craignez de vous enfermer dans la négativité, faites suivre votre traumatisme d'une liste de tout ce dont vous êtes reconnaissant. Je trouve également qu'une promenade dans la nature après l'événement est bénéfique pour l'âme et le lâcher-prise. Dansez, chantez, secouez et répétez autant de fois que nécessaire.

STRESS

Comme je l'ai mentionné dans la section sur les causes des LS, il s'agit d'une soupe d'ingrédients et l'expérience de chaque personne est unique. Cependant, au sein des communautés en ligne, il y a une chose que nous avons tendance à partager en tant que déclencheur des LS : le stress. Bien que j'aie aimé inventer l'acronyme stress-antidote ci-dessus, ce problème est plus profond qu'on ne le pense.

Nous entretenons une relation intéressante avec le stress. Nous utilisons ce mot aussi souvent que celui d'"occupé". Il y a peut-être un lien entre les deux. Découvrons-le.

Selon la Cleveland Clinic, le stress est naturel :

> Stress is **a normal human reaction that happens to everyone**. In fact, the human body is designed to experience stress and react to it. When you experience changes or challenges (stressors), your body produces physical and mental responses. That's stress. Stress responses help your body adjust to new situations.[9]

Traduction :

Le stress est **une réaction humaine normale qui se produit chez tout le monde.** En fait, le corps humain est conçu pour détecter le stress et y répondre. Lorsqu'il est confronté à des changements ou à des défis (facteurs de stress), votre corps produit des réactions physiques et mentales. C'est ce qu'on appelle le stress. Les réponses au stress aident le corps à s'adapter à de nouvelles situations.

La réponse au stress nous aide à nous adapter et à grandir. Elle favorise la résilience. Mais que se passe-t-il si nous restons bloqués dans une réaction de stress ?

Le Dr Gabor Maté fait la lumière sur le stress et le corps. Extrait de son site web :

> Emotional stress is a major cause of physical illness, from cancer to autoimmune conditions and many other chronic diseases. The brain and body systems that process emotions are intimately connected with the hormonal apparatus, the nervous system, and in particular the immune system.[10]

Traduction :

> Le stress émotionnel est une cause majeure de maladie physique, du cancer aux troubles auto-immuns et à de nombreuses autres maladies chro-

niques. Les systèmes cérébraux et corporels qui traitent les émotions sont intimement liés à l'appareil hormonal, au système nerveux et, en particulier, au système immunitaire.

Au cours des années où j'ai souffert de maux de dos, j'ai vu comment les émotions peuvent se loger dans le corps. Par l'écriture, l'art, le mouvement et même les pleurs, les vociférations ou le chant, ces mêmes émotions peuvent être délogées, créant ainsi une liberté physique.

Il existe de nombreux types de stress. Nous avons tendance à penser à ceux qui créent des difficultés émotionnelles et mentales : travail, relations, finances, santé, etc. Mais il y a aussi le stress corporel. Ma colonne vertébrale se rappelle à moi chaque fois que je porte trop de courses ou que je suis trop exubérant au pilates, et il me faut plus de temps pour récupérer.

Un stress plus profond est celui que nous ne pouvons pas voir : le stress oxydatif (SO). Ce stress se produit au niveau cellulaire et concerne notre capacité à traiter les radicaux libres dans l'organisme. Le LS et le SO sont liés l'un à l'autre. Et cela ne va pas très bien. Selon un article de la National Library of Medicine de 2019 :

It appears evident, as in other chronic inflammation processes, that OS plays an important role not only in the pathogenesis, but also in the development, maintenance, and progression of LS.[11]

Traduction :

Il semble évident, comme dans d'autres processus d'inflammation chronique, que le SO joue un rôle important non seulement dans la pathogenèse, mais aussi dans le développement, le maintien et la progression du LS.

Voici une étude intéressante qui m'amène à repenser le stress et la LS. L'article se poursuit :

La présence d'un déséquilibre oxydatif dans les tissus malades peut donc contribuer à la destruction des tissus de la peau et des muqueuses au cours de la LS.

Continuons à tirer sur ce fil...

Sander et al (2004) ont trouvé les éléments suivants dans les lésions du LS : concentrations élevées de produits de peroxydation lipidique dans les kératinocytes des couches cellulaires basales de l'épiderme ; lésions oxydatives de l'ADN dans toutes les lésions du LS ; lésions oxydatives des protéines dans les zones de sclérose dermique...

Quel est le rapport avec la peroxydation des lipides ? Je m'avance peut-être, mais j'ai l'impression que cette branche est liée à l'arbre du lichen scléreux. La recherche suivante de la National Library of Medicine (2005) n'est pas liée au lichen scléreux, mais elle est apparue en réponse à ma question sur la façon de soigner/prévenir la peroxydation des lipides (puisque c'est ce qui a été trouvé dans les lésions de lichen scléreux) :

> A combination of vitamins C and E (ascorbic acid, tocopherol) or solitary supplementation with vitamin A (retinoic acid) prevented lipid-peroxidation.[12]

Traduction :

> Une combinaison de vitamines C et E (acide ascorbique, tocophérol) ou une supplémentation en vitamine A (acide rétinoïque) ont empêché la peroxydation des lipides.

Même si l'objet de la recherche ci-dessus n'était pas

le lichen scléreux, elle semble répondre à un élément majeur de l'article précédent sur le lichen scléreux :

> Le lichen scléreux, par le biais de la peroxydation des lipides, est probablement la cause la plus importante des lésions tissulaires et de la fibrose qui en résulte et qui, au fur et à mesure que la maladie progresse, entraîne des complications tardives. L'OS fait donc partie intégrante de la maladie et influence sa progression, y compris son éventuelle transformation maligne.

Je vous fais part de ce que je considère comme des miettes de pain passionnantes (sans gluten, bien sûr) sur la voie de la guérison du LS. L'inclusion des vitamines C et E ou de la vitamine A semble être bénéfique dans le traitement du LS. Sur la base des recherches présentées ici, il est essentiel de s'attaquer au LS.

Je laisserai l'article résumer la situation :

> Compte tenu du rôle joué par l'OS dans le LS, l'utilisation thérapeutique d'antioxydants semble donc rationnelle et possible, en combinaison avec d'autres types de traitement. L'objectif de cette option thérapeutique est non seulement de réduire les effets néfastes de l'OS sur les cellules et les tissus, mais

aussi d'entraver la progression du LS et de réduire le risque de transformation maligne.

Il est important de travailler avec un professionnel pour obtenir la combinaison de vitamines et de minéraux qui vous convient, ainsi que la dose, le moment et le mode d'administration.

Cependant, cela ne signifie pas que nous ne pouvons pas améliorer notre consommation d'aliments contenant ces antioxydants et utiliser des produits topiques riches en antioxydants dans le cadre de nos protocoles alimentaires. Parlez-en à votre praticien de santé.

Il est intéressant de noter que, dans les groupes en ligne, certaines personnes déclarent avoir réussi à manger plus d'aliments céto, tandis que d'autres trouvent un soulagement dans un mode de vie qui penche vers le végétarisme. Si l'on considère la combinaison des vitamines C et E, on trouve des aliments d'origine végétale tels que les graines, les noix, les fruits et les légumes. Si l'on considère les aliments céto, on trouve les poissons gras, la viande, les œufs et les produits laitiers, qui sont tous des sources de rétinol (vitamine A).

Il s'agit peut-être moins d'une question de "régime" que d'antioxydants. Une fois que nous avons compris quels sont les nutriments dont nous avons besoin pour nous nourrir et prévenir ou réparer le stress oxydatif et la peroxydation des lipides, nous pouvons planifier nos repas en conséquence. Je reviendrai plus en détail sur la nutrition dans le prochain chapitre.

Bien entendu, des recherches supplémentaires sont nécessaires.

Ce n'est qu'une pièce du puzzle du LS, mais nous avons besoin de toutes les pièces pour le reconstituer. Si nous ne pouvons pas encore prévenir ou guérir le LS, nous pouvons peut-être nous attaquer à chacun des principaux facteurs impliqués.

J'ai mentionné la santé intestinale comme une autre pièce du puzzle. Nous pouvons également nous intéresser à la santé cellulaire, au stress oxydatif dans nos tissus et au stress mental/émotionnel/physique dans nos vies. **Tout est lié.**

Lorsque j'ai commencé à écrire cette section sur le stress, je n'imaginais pas que je finirais par parler de SO et d'antioxydants. Et dire que j'allais vous dire de respirer. En fait, je vais toujours le faire, mais j'en ferai une section distincte.

Inflammation et dépression

Juste quand je pense que je ne peux pas être plus vulnérable que de parler de ma vulve... Je dois admettre que la dépression a été une amie invisible intéressante tout au long de ma vie. Le moment et la manière dont elle est apparue et a disparu m'ont souvent échappé. Jusqu'à ma deuxième blessure à la colonne vertébrale, il y a six ans, où j'ai vu clairement son arrivée et réalisé un lien important. Ce n'était pas un ami invisible qui me rendait visite, mais deux. L'inflammation et la dépression vont souvent de pair. Cette expérience a eu un tel impact sur moi que j'en ai parlé dans *Awakening on Purpose : Trusting the call* :

> *Il a fallu moins d'une semaine pour que la dépression s'installe. C'était une obscurité étrange, qui n'était pas due au manque de sommeil ou à la douleur. Il semblait qu'un étranger se nourrissait de l'inflammation qui ravageait ma colonne cervicale. Mon monde s'est assombri.*
>
> *"J'ai porté cette tenue tous les jours de la semaine", ai-je dit à Tanya alors que nous étions assises sur le banc du parc en attendant que nos enfants sortent de l'école. "Une chose est sûre : je n'ai pas d'autre énergie que celle-là. C'est la seule chose pour laquelle j'ai de l'énergie. Une chose par jour. Apparemment, remettre ces vêtements, c'est ça". Je m'asseyais en regardant vers l'avant, tandis qu'elle s'as-*

seyait à ma droite. Il était hors de question de tourner la tête.

Si une partie de notre dépression accompagne un diagnostic de LS, une autre partie peut se dérouler à notre insu. Voici ce que dit un article de 2019 sur le rôle de l'inflammation dans la dépression et la fatigue :

> Depression and fatigue are conditions responsible for heavy global societal burden, especially in patients already suffering from chronic diseases. These symptoms have been identified by those affected as some of the most disabling symptoms which affect the quality of life and productivity of the individual. While many factors play a role in the development of depression and fatigue, both have been associated with increased inflammatory activation of the immune system affecting both the periphery and the central nervous system (CNS).[13]

Traduction :

> La dépression et la fatigue sont des affections responsables d'un lourd fardeau sociétal dans le monde entier, en particulier chez les patients souffrant déjà de maladies chroniques. Ces symptômes ont été identifiés par les malades comme étant parmi

les plus invalidants, affectant la qualité de vie et la productivité. Bien que de nombreux facteurs jouent un rôle dans le développement de la dépression et de la fatigue, tous deux ont été associés à une activation inflammatoire accrue du système immunitaire, affectant à la fois la périphérie et le système nerveux central (SNC).

Alors que ma blessure à la colonne cervicale était plutôt une autoroute à sens unique : la blessure provoque une inflammation qui conduit à la dépression et à la fatigue, je me demande également si cette route peut changer de direction : la dépression et la fatigue créent une inflammation qui conduit à une nouvelle blessure. S'attaquer à l'inflammation et à toutes ses causes, une fois de plus, semble être une priorité dans la gestion des maladies, y compris la LS.

Ce n'est pas nécessairement que nous avons une charge inflammatoire plus élevée que les autres, mais que notre réponse est altérée. Il m'a fallu six ans pour rétablir la sécurité de mon système nerveux après ma blessure à la colonne cervicale. C'est l'une des premières choses sur lesquelles j'ai commencé à travailler après avoir reçu le diagnostic de LS.

Qu'en est-il de la respiration ?

J'enseigne la méditation depuis des années et j'ai entendu de nombreux participants dire à quel point ils trouvaient la méditation difficile. La méditation peut sembler difficile, mais je vais vous dire ce que j'avais l'habitude de dire à mes clients :

La respiration est la porte d'entrée de la méditation.

Selon la Bibliothèque nationale de médecine :

> Diaphragmatic breathing is relaxing and therapeutic, reduces stress, and is a fundamental procedure of Pranayama Yoga, Zen, transcendental meditation and other meditation practices. Analysis of oxidative stress levels in people who meditate indicated that meditation correlates with lower oxidative stress levels, lower cortisol levels and higher melatonin levels.[14]

Traduction :

La respiration diaphragmatique est relaxante et thérapeutique, elle réduit le stress et constitue une procédure fondamentale dans le Pranayama Yoga, le Zen, la Méditation Transcendantale et d'autres pratiques de méditation. L'analyse des niveaux de stress oxydatif chez les méditants indique que la méditation est en corrélation avec des niveaux de stress oxydatif plus bas, des niveaux de cortisol plus bas et des niveaux de mélatonine plus élevés.

Vous comprenez l'idée, n'est-ce pas ? "...la méditation est en corrélation avec des niveaux plus faibles de stress oxydatif." J'ai mentionné le rôle du SO par rapport au LS, ainsi que les vitamines qui sont censées aider, mais qu'en est-il de la respiration ? Et si une pratique quotidienne de la respiration réduisait vos niveaux de SO ?

La pratique de la respiration a un effet direct sur le système nerveux. Le corps est préparé à équilibrer les branches parasympathique et sympathique du système nerveux. Notre rythme circadien naturel nous permettait autrefois de rester sur la bonne voie. Aujourd'hui, avec l'éclairage artificiel, le travail posté, les troubles du sommeil, les modes de vie rapides et riches en informations... l'équilibre n'est plus là.

Un article de 2018, intitulé Neuromodulation in Inflammatory Skin Disease, plaide en faveur du rétablissement de l'équilibre :

> Nervous system tone plays an important role in inflammatory disease, as increased autonomic imbalance has been associated with diminished response

to anti-inflammatory treatment. Thus, restoration of this balance presents a potential treatment option for inflammatory disease.[15]

Traduction :

Le tonus du système nerveux joue un rôle important dans les maladies inflammatoires, car un déséquilibre autonome accru a été associé à une réponse réduite au traitement anti-inflammatoire. Le rétablissement de cet équilibre est donc une option thérapeutique potentielle pour les maladies inflammatoires.

L'article précise que:

Les déséquilibres autonomes connus (sympathique > parasympathique) observés dans les maladies inflammatoires donnent du crédit au réflexe inflammatoire en tant que partie intégrante de la pathogenèse de ces maladies...

Le "sympathique" est la branche du système nerveux responsable de la lutte ou de la fuite. La branche parasympathique est responsable de notre mode de repos et de digestion. C'est là que la relaxation et la réparation ont souvent lieu.

Les découvertes sur l'importance du tonus parasympathique dans la réponse inflammatoire ont mis en évidence le rôle du système nerveux dans le maintien d'une fonction immunitaire adéquate.

Il semblerait donc que les personnes souffrant de maladies inflammatoires telles que le syndrome respiratoire aigu passent plus de temps en mode sympathique (lutte ou fuite) qu'en mode parasympathique (repos et digestion). Il est possible de remédier à ce déséquilibre.

Quel est le meilleur moyen d'améliorer le tonus parasympathique ? La respiration.

Selon un article paru en 2018 dans CBC Life :

Breathing deeply, with a slow and steady inhalation to exhalation ratio, signals our parasympathetic nervous system to calm the body down. Long, deep breaths can also manage our stress responses to help decrease anxiety, fear, racing thoughts, a rapid heartbeat and shallow chest breathing. These responses can directly impact our physical, mental and emotional health, and longevity.[16]

Traduction :

Respirer profondément, avec un rapport lent et régulier entre l'inspiration et l'expiration, indique à notre système nerveux parasympathique de calmer le corps. Les respirations longues et profondes peuvent également gérer nos réactions au stress et contribuer à réduire l'anxiété, la peur, les pensées qui s'emballent, l'accélération du rythme cardiaque et la respiration superficielle de la poitrine. Ces réactions peuvent avoir un impact direct sur notre santé physique, mentale et émotionnelle, ainsi que sur notre longévité.

La respiration est puissante et disponible à tout moment. Elle est aussi gratuite !

La pratique respiratoire s'adapte à votre emploi du temps. Choisissez une pratique de 20 minutes et/ou une minute de pratique toutes les heures de la journée. J'ai une pratique préférée le matin et le soir, et lorsque mon esprit est occupé pendant la journée, je fais une pause pour respirer.

L'une des respirations les plus faciles à apprendre est la respiration ventrale ou diaphragmatique. C'est également un exercice idéal à pratiquer avec les enfants. Selon l'hôpital John Hopkins All Children's Hospital :

Diaphragmatic breathing can help in managing symptoms of chronic pain, irritable bowel syndrome, depression, anxiety and sleep disorders.

Diaphragmatic breathing assists in:
- Lowering blood pressure
- Lowering heart rate
- Decreasing levels of cortisol (stress hormone) in body
- Improving core muscle stability
- Decreasing chances of injuring muscles
- Improving ability to tolerate exercise[17]

Traduction :

La respiration diaphragmatique peut aider à gérer les symptômes de la douleur chronique, du syndrome du côlon irritable, de la dépression, de l'anxiété et des troubles du sommeil.

La respiration diaphragmatique aide à
- Abaisser la tension artérielle
- Réduire la fréquence cardiaque
- Réduire le taux de cortisol (hormone du stress) dans l'organisme
- Améliorer la stabilité des muscles du tronc
- Réduire le risque de blessures musculaires
- Amélioration de la capacité à tolérer l'exercice

Essayez maintenant de respirer par le ventre :

1. Asseyez-vous et détendez vos épaules, votre ventre et votre mâchoire.
2. Placez une main sur votre ventre
3. Inspirez lentement par le nez en poussant votre ventre dans votre main (je dis aux enfants que c'est comme remplir un ballon d'air). Essayez de garder votre poitrine immobile
4. Expirez lentement par le nez tout en rentrant le ventre (en laissant l'air s'échapper du ballon). Il vous faudra peut-être quelques respirations pour sentir votre ventre se rapprocher de votre main.
5. Répétez l'exercice pendant 2 à 5 minutes, en vous concentrant sur le mouvement de votre ventre et sur votre respiration. Inspirez, expirez le ventre, expirez, rentrez le ventre.

S'il est bon de commencer par quelques minutes (et c'est généralement la durée pendant laquelle les enfants peuvent maintenir leur attention), les adultes peuvent trouver qu'une pratique quotidienne plus longue peut être plus bénéfique pour gérer le stress lié à la LS.

La respiration continue d'être l'une des meilleures

choses que je fais pour ma santé mentale et physique, y compris ma santé pelvienne. J'ai mentionné plus tôt l'importance d'ajouter un excellent thérapeute du plancher pelvien à votre équipe de soutien. L'Association canadienne de physiothérapie est d'accord avec Breathing :

> Breath control or pranayama (breathing methods) have long been used in yoga and can be used to downregulate the nervous system. Abdominal-Diaphragmatic breathing and Alternate Nostril breathing (Nadi Shodhana) can both be used to decrease tension in the pelvic floor.[18]

Traduction :

> Le contrôle de la respiration ou pranayama (méthodes respiratoires) a une longue histoire dans le yoga et peut être utilisé pour réguler le système nerveux. La respiration abdominale-diaphragmatique et la respiration alternée (Nadi Shodhana) peuvent toutes deux être utilisées pour réduire la tension dans le plancher pelvien.

Encore une autre raison de pratiquer la respiration pour aider à guérir le stress du lichen scléreux. Honnêtement, entre l'augmentation de l'anxiété, de l'inquiétude, de l'insomnie et du stress oxydatif associés au lichen scléreux, le passage en mode parasympathique (repos et digestion) par la pratique de la respiration offre une foule d'avantages et une pratique de bien-être tout au long de la vie.

Bien entendu, si vous vous accordez 10 à 30 minutes par jour pour vous immerger réellement dans une pratique, je pense que vous constaterez que les bénéfices augmentent. Mettez de la musique relaxante, fermez les yeux et pratiquez cinq minutes de respiration ventrale dès maintenant. Laissez les épaules s'abaisser et la respiration s'approfondir au fur et à mesure que vous pratiquez.

Je pense que vous vous sentirez tellement bien que vous prendrez le temps de le faire tous les jours. Essayez la respiration ventrale en vous allongeant sur le dos avec un oreiller sous les genoux. Enfoncez-vous dans votre lit ou sur le sol, quel que soit l'endroit où vous pratiquez. Inspirez et votre ventre se soulève lentement. Expirez et rentrez doucement votre ventre. C'est tellement réparateur.

Vous êtes le bienvenu.

3

DE L'ALIMENTATION AU JEÛNE

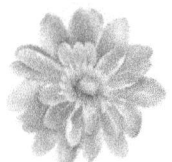

Sensibilités alimentaires

J'ai rencontré ma nutritionniste la semaine dernière pour mon rendez-vous de suivi. Vous entendrez beaucoup parler de sensibilités alimentaires et de LS. Vous entendrez parler de régimes à faible teneur en oxalate, de paléo, de jus.... Honnêtement, en tant qu'ancien entraîneur personnel et en tant que personne ayant travaillé pendant plus de 20 ans dans l'industrie du fitness et de la santé, il n'a jamais été aussi difficile de savoir ce qu'il faut manger et quand il faut le faire.

On pourrait penser qu'avec tous les choix qui s'offrent à nous, et toutes les recherches et l'expertise dont nous disposons, nous aurions résolu ce problème. Mais choisir et manger des aliments est plus stressant que jamais ! Ce que je voulais, c'était que quelqu'un me débarrasse d'une partie des efforts liés à la préparation des repas. J'avais éliminé le gluten, limité les produits laitiers et abandonné le sucre. J'avais maintenant besoin de quelqu'un qui me ramène à l'essentiel et me donne les éléments de base pour guérir mon intestin, nourrir mes glandes surrénales et ma thyroïde, et me débarrasser de l'incertitude et du stress liés à la préparation des repas.

J'ai trouvé une nutritionniste qui m'aide à équilibrer ma glycémie tout au long de la journée et à introduire des aliments lentement afin que nous puissions évaluer la réaction de mon corps. Sa philosophie n'est pas de promouvoir un régime limité à vie, mais de guérir le corps pour qu'il apprécie une variété d'aliments et qu'il reçoive la majorité de ses nutriments d'aliments entiers.

Ma philosophie consiste à supprimer les aliments qui me posent problème ou qui provoquent une inflammation dans mon corps jusqu'à ce que je puisse guérir mon système. Ensuite, j'adopte un régime alimentaire équilibré. La préparation est aussi importante que le type d'aliment.

Le trempage, la torréfaction, le broyage et d'autres techniques sont utilisés pour faciliter la digestion et l'absorption des nutriments. Manger simplement et selon les saisons est bénéfique. Votre attitude vis-à-vis de la nourriture est importante. Nous choisissons de nous sentir nourris. Travailler avec un professionnel qui a de l'expérience avec les maladies auto-immunes peut être un excellent complément à votre équipe de soins de santé.

Ma nutritionniste m'a demandé de préparer un bouillon de viande. Ce n'est pas mon plat préféré, mais je vis au Canada où il fait froid une bonne partie de l'année, et le bouillon de viande me semble donc nourrissant. L'accent est également mis sur les graisses saines. Je fais des changements simples et je remarque ce que je ressens.

LS et régime alimentaire

Si vous avez des antécédents de troubles alimentaires ou si vous estimez que le sujet de l'alimentation (par alimentation, j'entends les aliments que nous consommons pour nous nourrir) ne soutient pas votre approche, veuillez sauter ce chapitre. Il existe de nombreux moyens pour vous aider à gérer votre LS. Vous n'avez pas besoin d'alourdir votre fardeau de stress. Travaillez avec un nutritionniste et un thérapeute professionnels si vous souhaitez suivre des thérapies diététiques pour le LS.

Pour moi, l'adoption d'un régime LS nourrissant

semble impliquer un **processus de réduction de l'inflammation, de guérison de l'intestin, de consommation d'aliments riches en nutriments (y compris des graisses saines) et d'équilibrage de ma glycémie.**

Dans ce chapitre, j'aborderai les aliments que de nombreuses personnes atteintes de LS réduisent ou évitent. Faire attention à ces aliments dans votre alimentation et à leurs effets sur vous peut vous aider à gérer vos symptômes de LS.

N'oubliez pas qu'un seul régime ne convient pas à tous. Il est important de tenir compte de votre constitution unique, des besoins de votre corps et des facteurs de stress, ainsi que des déséquilibres de la santé intestinale. Parfois, les gens découvrent qu'ils sont sensibles à certains aliments et une fois qu'ils les ont éliminés, les symptômes du lichen scléreux disparaissent. Travaillez avec votre médecin, votre naturopathe ou votre nutritionniste pour identifier vos allergies/sensibilités et améliorer votre santé intestinale.

Tout est lié. Votre corps est un magnifique orchestre. Les organes sont les instruments et il arrive qu'ils soient déséquilibrés. Avec un peu de soin et d'attention, nous pouvons les rééquilibrer.

Il ne s'agit pas de faire de la nourriture votre ennemie. Il s'agit de trouver ce qui vous nourrit. Procédez à un changement à la fois et tenez un journal pour noter les différences que vous remarquez. Que se passe-t-il lorsque vous éliminez le sucre ou le gluten ? Comment vous sentez-vous lorsque vous réduisez progressivement les aliments riches en oxalate, comme les épinards, ou en histamine, comme l'alcool ?

Jeûne intermittent

Selon Johns Hopkins Medicine :

> Intermittent fasting is an eating plan that switches between fasting and eating on a regular schedule. Research shows that intermittent fasting is a way to manage your weight and prevent — or even reverse — some forms of disease. But how do you do it? And is it safe?[1]

Traduction :

Le jeûne intermittent est un mode d'alimentation qui alterne le jeûne et l'alimentation à heures régulières. Les recherches montrent que le jeûne intermittent est un moyen de gérer son poids et de prévenir - voire d'inverser - certaines formes de maladies. Mais comment s'y prendre ? Et est-ce sans danger ?

L'article se poursuit :

Il existe plusieurs façons de pratiquer le jeûne intermittent, mais elles sont toutes basées sur le choix de périodes régulières pour manger et jeûner. Par exemple, vous pouvez essayer de ne manger que pendant une période de huit heures par jour et de jeûner le reste du temps. Vous pouvez également choisir de ne prendre qu'un seul repas par jour, deux jours par semaine. Il existe de nombreux programmes de jeûne intermittent.

Je pense qu'il s'agit moins de suivre un programme que de découvrir votre routine alimentaire idéale. Je pratique le jeûne intermittent pour équilibrer ma glycémie tout au long de la journée. Certaines personnes choisissent de prendre deux gros repas par jour. Cela ne me convient pas. Manger trop de calories à la fois est un stress pour mon système.

J'ai remarqué que je mangeais bien toutes les 3-4 heures pendant ma fenêtre. C'est donc ce que je fais. Veuillez noter qu'il n'existe actuellement aucune étude sur le lichen scléreux et l'alimentation intensive en particulier. L'alimentation est une démarche personnelle.

Dans mon livre *Nourish : Ayurveda-inspired 21-day Detox*, je suggère de ne pas grignoter après le dîner. Mes clients m'ont rapporté des bénéfices tels qu'un meilleur sommeil, une perte de poids (le cas échéant), une meilleure digestion et une meilleure humeur (une fois que l'addiction aux grignotages du soir s'est dissipée). C'est une pratique qui a fonctionné pour moi aussi.

Je retarde un peu le dîner, que je termine vers 19 heures, afin de ne pas avoir faim à l'heure du coucher (22 h 30-11 h). Et j'aime prendre mon petit-déjeuner entre 9h30 et 10h. Cela me donne une fenêtre de jeûne de 14-15 heures et une fenêtre de repas de 9-10 heures. C'est ce qui fonctionne pour moi. Trouvez ce qui vous convient.

Le jeûne intermittent peut-il guérir l'intestin ?

Les sections suivantes sur le sucre, le gluten et les produits laitiers se concentrent non seulement sur les aliments eux-mêmes, mais aussi sur la guérison de l'intestin. C'est une question qui revient souvent dans le contexte des maladies auto-immunes. Voici ce qu'en dit le blog du Cedars-Sinai :

> We've done studies looking at the effects of doing a single fast by looking at changes in the gut microbiome (the collection of microscopic organisms—including bacteria, fungi and viruses—that lives in our bodies) and markers of inflammation in the gut in mice. We also studied healthy humans to look at the gut microbiome to see how it changes with 2 fasts per week. At the 12-16 hour mark, we saw a dramatic shift in the gut microbiome population

after fasting for that period. Certain bacteria are super responsive to fasting, and those tend to be beneficial bacteria. The concept is that with intermittent fasting, you could permanently grow those bacteria and experience the associated benefits.[2]

Traduction :

Nous avons étudié les effets d'un seul jeûne en examinant les changements dans le microbiome intestinal (l'ensemble des organismes microscopiques - y compris les bactéries, les champignons et les virus - qui vivent dans notre corps) et les marqueurs d'inflammation dans l'intestin des souris. Nous avons également étudié le microbiome intestinal d'êtres humains en bonne santé pour voir comment il évoluait après deux jeûnes par semaine. Au bout de 12 à 16 heures, nous avons constaté un changement spectaculaire dans la population du microbiome intestinal après un jeûne de cette durée. Certaines bactéries sont très réactives au jeûne, et ce sont généralement des bactéries bénéfiques. L'idée est qu'avec le jeûne intermittent, vous pourriez cultiver ces bactéries de manière permanente et profiter de leurs bienfaits.

C'est fascinant. Un changement dans la manière et

le moment où nous mangeons peut potentiellement améliorer nos bonnes bactéries et la santé globale de nos intestins.

Dans combien de temps saurai-je si le jeûne intermittent me convient ?

L'article de Johns Hopkins Medicine répond à cette question :

Les recherches de Mattson montrent qu'il faut entre deux et quatre semaines pour que le corps s'habitue au jeûne intermittent. Il se peut que vous ayez faim ou que vous soyez de mauvaise humeur pendant que vous vous habituez à la nouvelle routine. Mais, observe-t-il, les sujets de recherche qui parviennent à passer la période d'adaptation ont tendance à poursuivre le programme, car ils remarquent qu'ils se sentent mieux.

Et c'est bien de cela qu'il s'agit. "Ils remarquent qu'ils se sentent mieux." C'est ce que je lis dans les communautés LS en ligne pour ceux qui ont essayé l'IF. Lorsque vous commencez à vous sentir mieux, vous voulez continuer à vous sentir mieux, ce qui vous motive à poursuivre votre rituel de l'alimentation intégrée.

Qui ne devrait pas essayer le jeûne intermittent ?
L'article de Johns Hopkins conseille :

Williams insiste sur le fait qu'avant d'essayer le jeûne intermittent (ou tout autre régime), vous devez d'abord consulter votre médecin traitant. Certaines personnes devraient éviter d'essayer le jeûne intermittent :

- Enfants et adolescents de moins de 18 ans.
- Femmes enceintes ou allaitantes.
- Les personnes souffrant de diabète ou de problèmes de glycémie.
- Les personnes ayant des antécédents de troubles alimentaires.

Consultez votre professionnel de la santé pour savoir si le jeûne intermittent vous convient. Si vous ne savez pas par où commencer, il suffit souvent d'éliminer le grignotage du soir pour vous sentir mieux dans votre corps. Veillez à consommer suffisamment d'aliments riches en nutriments tout au long de la journée.

Sans sucre

Quand j'étais petite, à chaque Pâques, je recevais un de ces lapins géants en chocolat. Enfin, géant, c'est relatif, j'étais petite. Je lui écrasais les oreilles avec une délicieuse impatience, je prenais une bouchée et je remettais rapidement le lapin défiguré dans la boîte et sous mon lit. Maman finissait par se fâcher parce qu'il attirait les insectes. Nous vivions dans une ferme.

Je ne m'excuse pas de fourrer ce chocolat cireux, sucré et insipide sous mon lit. Je suis une chocoholique et je l'ai été pendant la plus grande partie de ma vie. Cependant, pour moi, le chocolat, le bon chocolat, est comme une tisane : un médicament à haute vibration et à forte densité de nutriments provenant de la Terre mère (bien qu'il soit également riche en oxalates).

Le sucre n'est pas mon problème. Je n'aime pas les bonbons durs. Je ne bois pas de boissons gazeuses. Ce n'est pas que je ne mange jamais de sucre, mais je le remarque quand je le fais. En fait, la gestion de ma glycémie est l'une des meilleures choses que je puisse faire pour la ménopause et la LS.

Quel est donc le rapport entre le sucre et le lichen scléreux ?

Je crois que la santé intestinale est la clé d'une bonne santé. Et le sucre joue un rôle important dans ce mystère. Selon le Dr Suhirdan, gastro-entérologue et hépatologue :

> **Too much sugar can reduce beneficial bacteria, leading to a leaky gut syndrome.** An increase of pathogenic bacteria, which is the species of microorganisms that cause diseases, can lead to a condition known as dysbiosis. An increase of this type of

bacteria causes changes to the internal mucosal barrier of the intestine.³

Traduction :

Un excès de sucre peut réduire le nombre de bactéries bénéfiques, entraînant le syndrome de l'intestin perméable. Une augmentation des bactéries pathogènes, c'est-à-dire des espèces de microorganismes qui causent des maladies, peut conduire à un état connu sous le nom de dysbiose. L'augmentation de ce type de bactéries entraîne des modifications de la barrière muqueuse interne de l'intestin.

Le gastro-entérologue de Sydney ajoute :

Le microbiome intestinal d'un individu contient jusqu'à 1 000 espèces de bactéries. Les cellules bactériennes présentes dans l'organisme sont environ 10 000 milliards plus nombreuses que les cellules humaines. Si la plupart des espèces sont bénéfiques pour notre santé, certaines sont à l'origine de maladies.

S'il est possible qu'une infection bactérienne, parasitaire ou fongique joue un rôle dans l'aggravation du LS, il semble important que nous fassions de notre mieux pour garantir non seulement une muqueuse intestinale saine, mais aussi un microbiome intestinal heureux.

Comment y parvenir ? Plutôt que d'ajouter des probiotiques à la fête bactérienne de l'intestin, nous devons d'abord supprimer le carburant des bactéries dont nous ne voulons pas. Réduisez votre consommation de sucre et ces animaux indésirables disparaîtront. (D'accord, ils mourront, mais cela semble être une façon tragique de mettre fin à une fête).

Santé intestinale et enfants atteints de lichen scléreux.

Une étude pilote publiée dans la National Library of Medicine en 2021 s'est intéressée au lichen scléreux chez les enfants en relation avec la peau et le microbiote intestinal. Les résultats de l'étude sont les suivants :

> In the gut samples, girls with LS had a significantly higher relative abundance of Dialister spp., Clostridiales spp., Paraprevotella spp., Escherichia coli, Bifidobacterium adolescentis, and Akkermansia muciniphila, and a lower relative abundance of Roseburia faecis and Ruminococcus bromii compared to controls. These results suggest a potential association between cutaneous and gut dysbiosis and pediatric vulvar LS.[4]

Traduction :

Dans les échantillons intestinaux, les filles atteintes de LS avaient une abondance relative significativement plus élevée de Dialister spp, Clostridiales spp, Paraprevotella spp, Escherichia coli, Bifidobacterium adolescentis, et Akkermansia muciniphila, et une abondance relative plus faible de Roseburia faecis et Ruminococcus bromii par rapport aux témoins. Ces résultats suggèrent une association potentielle entre la dysbiose cutanée et intestinale et le LS vulvaire pédiatrique.

Et ce n'est pas une mince affaire. Nous savons que notre santé intestinale et notre système immunitaire sont liés. Je pense que nous pouvons commencer à traiter les maladies auto-immunes, y compris la LS, en prêtant attention à notre santé intestinale.

Un autre commentaire du gastro-entérologue de Sydney sur le temps nécessaire pour améliorer le biome intestinal :

Selon l'ampleur de l'effet du sucre sur les bactéries intestinales, l'amélioration du microbiome intestinal peut prendre un certain temps. Cela dit, le temps moyen nécessaire à l'établissement d'un microbiome intestinal sain est d'environ 6 mois.

Il n'existe pas de solution miracle pour retrouver la santé. Mais c'est un chemin qui vaut la peine d'être parcouru. La réduction du sucre est une autre étape prometteuse sur la voie de la santé. Encore une fois, il ne s'agit pas de qualifier un aliment de bon ou de mauvais ; il s'agit de déterminer ce qui est nourrissant pour vous dans l'immédiat.

Et ce n'est pas de votre faute. Ce n'est pas aussi simple que ce que vous avez mangé dans le passé. Il y a la nutrition, le biome hérité, les antibiotiques prescrits à outrance, les pratiques agricoles, l'épuisement des sols et la production alimentaire mondiale... c'est une véritable boule de cire (et vous savez à quel point je n'aime pas manger de la cire). Je ne peux pas changer tout le système pour l'instant. Ce que je peux faire, c'est faire des choix simples et nourrissants chaque jour.

Restez à l'écart des produits emballés. Mangez des aliments complets. Demandez l'aide d'un nutritionniste ou découvrez en ligne des recettes nourrissantes sans sucre.

Si vous devez vous sevrer (ou sevrer vos enfants) du sucre, optez pour le miel, le sirop d'érable pur ou les fruits. S'il m'arrive encore d'acheter du chocolat, je le fabrique moi-même depuis plus de dix ans. Je choisis mes ingrédients avec soin : pas de cire, pas de sucre raffiné. Et il ne finit jamais sous mon lit.

Sans gluten

Selon la Gluten Free Society :

> There are a number of triggers for autoimmunity... a simple overview of these triggers:
> • Foods (gluten, dairy, processed sugar are common)
> • Chemicals (pesticides, heavy metals, plastics, etc)
> • Nutritional Deficiencies (vitamin and mineral inadequacy)
> • Microbes (viral, bacterial, fungal, parasitic)
> • Intense prolonged stress
> • Genetic predisposition[5]

Traduction:

Il existe un certain nombre de facteurs déclenchant l'auto-immunité... en voici un aperçu :
• Aliments (gluten, produits laitiers, sucre transformé sont courants)
• Produits chimiques (pesticides, métaux lourds, plastiques, etc.)
• Carences nutritionnelles (vitamines et minéraux)

- Microbes (viraux, bactériens, fongiques, parasitaires)
- Stress intense et prolongé
- Prédisposition génétique

La liste ci-dessus vous semble familière : il s'agit en grande partie des mêmes causes que celles que j'ai énumérées pour la LS. Je n'entrerai pas dans le débat sur le gluten. Cela n'a aucun sens de faire de quelque chose notre ennemi. L'objectif est d'éliminer tout aliment susceptible d'aggraver l'inflammation, puis de guérir l'organisme en lui apportant des nutriments.

Il ne s'agit pas de se concentrer sur ce que vous ne pouvez pas manger, mais d'ajouter des aliments riches en nutriments qui répondent à vos besoins particuliers.

Avant mon diagnostic de LS, mes sens d'araignée m'ont dit d'éliminer le gluten, pas seulement pendant 30 jours, mais pendant six mois à un an, et de voir ce qui se passerait. Après les trois premiers mois, je n'arrivais pas à croire à quel point mon ventre était plat. Pas de ballonnements ni de léthargie. La constipation était rare. Oh, et j'ai arrêté de ronfler, ce qui était devenu une habitude pendant la ménopause. Lorsque les hormones diminuent, l'inflammation peut augmenter.

Remarque : ne vous fiez pas aux produits emballés

sans gluten. Remplacez le gluten par des aliments complets : légumes, fruits, viande et graisses saines.

Sans produits laitiers

Je pensais que le yaourt me donnait des mycoses. C'était censé être l'inverse : le yaourt était censé être bon pour se débarrasser des infections à levures. J'adore le yaourt. Mais si j'en mange pendant plus de deux ou trois jours, cela commence à me démanger.

Une fois le diagnostic de LS posé, j'ai réalisé que ce n'était pas une infection à levures que le yaourt déclenchait, mais le LS. Soit les produits laitiers ne me convenaient pas, soit les probiotiques qu'ils contenaient n'étaient pas les bons, soit les niveaux élevés d'histamine dans le yaourt étaient à blâmer. Nous parlerons des histamines dans la section suivante.

J'ai arrêté de boire du lait il y a des années, lorsque mes enfants étaient petits et que les produits laitiers provoquaient des problèmes digestifs, des oreilles bouchées et des ronflements. Je me suis ensuite habituée à un régime sans produits laitiers. J'ai découvert que le beurre me convenait et je le garde à portée de main pour ses propriétés nutritives et délicieuses. J'apprécie également les fromages à pâte molle de temps en temps.

Les produits laitiers sont également une pièce du

puzzle dans mes ronflements liés à la ménopause. Comme le triangle des Bermudes, le gluten, les produits laitiers et le sucre constituent une force mystérieuse et c'est là que mes ronflements sont les plus forts. Lorsque je réduis/élimine ces ingrédients, le ronflement disparaît.

Je ne vous dis pas que les produits laitiers sont la cause de votre LS, je vous encourage à entamer une conversation avec votre corps. Soyez curieux de ce que vous mangez et pourquoi. Remarquez ce qui vous nourrit et ce qui ne vous nourrit peut-être pas en ce moment. Travaillez avec un nutritionniste ou faites vos propres recherches. **Tenez un journal.** Il est facile d'oublier comment vous vous sentez au jour le jour. Notez la date, ce que vous avez mangé, l'heure et le lieu (étiez-vous à la table de la cuisine en train d'écouter Mozart ou avez-vous avalé votre déjeuner dans votre voiture ?) Notez ensuite tout ce qui vous intéresse : le sommeil, les habitudes de toilette, les changements physiques et émotionnels. Plus de ronflements ?

Ne vous laissez pas entraîner dans une microgestion de votre alimentation. Adoptez une approche détendue et investigatrice de votre alimentation. Si vous décidez d'éliminer les produits laitiers pendant deux semaines ou plus, réintroduisez-les lentement. Notez les changements.

N'oubliez pas que vous n'avez pas à qualifier un aliment de bon ou de mauvais. Ne blâmez pas l'aliment. Il se peut que les produits laitiers ne vous conviennent pas pendant les mois froids de l'hiver, mais qu'ils vous conviennent pendant l'été. Il se peut que d'autres éléments créent une inflammation dans votre corps et que les produits laitiers vous poussent à bout. Ce sont peut-être les histamines plutôt que le yaourt qui sont en cause.

Oxalates

La rhubarbe était l'un des aliments que je préférais lorsque je grandissais à la ferme. Tarte aux fraises et à la rhubarbe, confiture de rhubarbe... mettez de la rhubarbe dedans et je suis partante. L'une des premières choses que nous avons apprises lorsque nous étions enfants à la ferme, c'est qu'il ne fallait pas manger les feuilles de rhubarbe. Personne ne nous a expliqué la chimie. Nous ne voulions pas savoir. On nous a simplement dit que les feuilles étaient toxiques. C'est tout ce qu'on nous a dit. Allez jouer dans les orties derrière la grange.

Qu'est-ce qui rend les feuilles de rhubarbe toxiques ? Une forte concentration d'acide oxalique. C'est un excellent moyen de dissuasion contre les insectes. Pas très bon pour l'homme.

J'ai abordé le gluten, le sucre et les produits laitiers dans les sections précédentes. Examinons maintenant un autre problème courant que je rencontre dans le domaine de la LS et de l'alimentation.

Que sont les oxalates ? Selon un article paru dans Urology of Virginia :

> Oxalic acid or oxalates are very tiny molecules that bind minerals like calcium and form crystals. It is found in a variety of seeds, nuts and many vegetables. [6]

Traduction :

> L'acide oxalique ou les oxalates sont de très petites molécules qui lient les minéraux comme le calcium et forment des cristaux. On les trouve dans une variété de graines, de noix et de légumes.

Quel est donc le problème avec les oxalates ? L'article continue :

> Les oxalates peuvent non seulement provoquer des calculs rénaux (calculs rénaux d'oxalate de calcium), mais aussi être responsables d'une grande variété d'autres problèmes de santé liés à l'inflammation, à l'auto-immunité, au dysfonctionnement mitochon-

drial, à l'équilibre minéral, à l'intégrité du tissu conjonctif, aux problèmes de l'appareil urinaire et à une mauvaise fonction intestinale.

On rapporte que des personnes souffrant de LS ont été soulagées par un régime à faible teneur en oxalate. Mon objectif est de comprendre pourquoi certains aliments ne conviennent pas à mon corps et de résoudre les problèmes sous-jacents afin de pouvoir profiter d'une variété de bons aliments.

Avant d'accuser les aliments riches en oxalates d'être à l'origine de nos problèmes, lisons la suite pour découvrir une clé familière mentionnée dans le chapitre sur l'absence de sucre. Je ne prétends pas comprendre la complexité des oxalates et de l'organisme.

Une muqueuse intestinale endommagée augmente l'absorption de l'oxalate. L'inflammation ou l'endommagement de la muqueuse intestinale est un problème très courant, dû à l'utilisation fréquente d'antibiotiques et à la présence d'un certain nombre de produits chimiques dans notre alimentation, dont le glyphosate. D'autres composés végétaux tels que les phytates et les lectines (comme le gluten) peuvent aggraver la santé intestinale et exacerber l'impact des oxalates.

Ce n'est pas si simple, n'est-ce pas ? Revenons à la santé intestinale et à la muqueuse intestinale. Il ne s'agit pas de se débarrasser des oxalates. Il s'agit de comprendre pourquoi certains organismes ne les supportent pas. Selon le site de Restoration Healthcare :

> Oxalates aren't necessarily a cause for alarm. You may be able to eat foods high in oxalates without experiencing any health issues, while someone else — because of how their body processes oxalates — needs to be careful about what they eat. Because of our bio-individuality, our systems handle micronutrients and anti-nutrients differently.[7]

Traduction :

> Les oxalates ne sont pas nécessairement une source d'inquiétude. Vous pouvez manger des aliments riches en oxalates sans avoir de problèmes de santé, alors que quelqu'un d'autre, en raison de la façon dont son corps traite les oxalates, doit faire attention à ce qu'il mange. En raison de notre bio-individualité, nos systèmes traitent différemment les micronutriments et les antinutriments.

Cette piste m'a conduit à Sally K. Norton, qui possède une liste impressionnante de références et d'expériences en matière d'oxalate. Elle a quelque chose à ajouter au débat sur l'oxalate. Elle nous dit qu'en plus d'absorber des oxalates par le biais de notre alimentation, notre corps les fabrique et les transforme :

> Some fungi make it, possibly for mineral management, especially in soil
> 1. Can be made by Aspergillus fungi living in the body.[8]

Traduction :

> Certains champignons en produisent, peut-être pour la gestion des minéraux, notamment dans le sol.
> 1 Il peut être produit par des champignons Aspergillus vivant dans l'organisme.

Outre la santé intestinale, l'un des autres problèmes que je rencontre avec le LS est le déséquilibre minéral. Deux pois dans une cosse auto-immune, je suppose.

D'après ma nutritionniste, le fait de supprimer d'un seul coup les oxalates de votre alimentation peut provoquer ce que l'on appelle un dumping d'oxalates et une aggravation temporaire des symptômes. Vous devez travailler avec un professionnel ou prendre votre temps pour réduire votre consommation de ces aliments.

J'ai essayé d'arrêter le chocolat d'un coup et laissez-moi vous dire que c'est très douloureux. Quatre-vingt-dix pour cent d'entre eux sont émotionnels.

Oxalates et douleurs vulvaires.

Selon la Vulval Pain Society :

Dietary oxalate consumption does not appear to be associated with an elevated risk of vulvodynia.[9]

Traduction :

La consommation d'oxalate alimentaire ne semble pas être associée à un risque élevé de vulvodynie.

Le Hoffman Centre for Integrative and Functional Medicine indique toutefois que les oxalates peuvent irriter la vulve :

Vulvodynia/interstitial cystitis and benign prostatic hypertrophy (BPH). Both these conditions cause chronic pain in the vulva, which can be unbearable for female patients that are afflicted. Vulvodynia is a misunderstood disease, which was linked to oxalate by the late Dr. Clive C. Solomons. He identified that high levels of oxalate can irritate the epithelium of the vulva and cause pain if there was prior trauma in the area. Oxalate aggravates a pre-existing condition, but also irritates the glycosaminoglycan layer in the bladder.[10]

Traduction :

Vulvodynie/cystite interstitielle et hypertrophie bénigne de la prostate (HBP). Ces deux affections provoquent des douleurs chroniques au niveau de la vulve, qui peuvent être insupportables pour les personnes qui en souffrent. La vulvodynie est une affection mal comprise qui a été associée pour la première fois à l'oxalate par feu le Dr Clive C. Solomons. Il a identifié que des niveaux élevés d'oxalate peuvent irriter l'épithélium de la vulve et provoquer des douleurs en cas de traumatisme antérieur de la zone. L'oxalate aggrave une affection préexistante, mais irrite également la couche de glycosaminoglycane de la vessie.

Vous voyez... c'est toute une histoire. Avant d'identifier les oxalates comme étant votre problème, n'oubliez pas de ne pas blâmer les aliments. Les ingrédients ne sont pas les seuls en cause.

Il ne s'agit pas seulement de ce que nous mangeons, mais aussi de la manière dont nous préparons nos aliments. Le trempage et le rinçage des noix et des graines peuvent réduire la teneur totale en oxalate.

Il en va de même pour l'ébullition et, dans une moindre mesure, la cuisson à la vapeur. Plutôt que d'attendre de notre système digestif qu'il travaille pour nous indépendamment de ce que nous lui donnons, nous devons préparer des aliments qui aident notre système à nous nourrir. Aidons nos intestins.

Histamines

Nous voulons choisir une chose et dire : "C'est ça, c'est la cause de ma LS, c'est la cause de ma maladie". C'est la cause de ma maladie." Et en éliminant cette cause, nous guérissons. Cela ne semble pas fonctionner de cette manière. Tout est lié. C'est tout un système qui est en jeu.

Lorsque j'ai commencé à gérer ma glycémie, j'ai remarqué une réduction des bouffées de chaleur et de la fatigue. J'équilibre ma glycémie non seulement en mangeant, mais aussi en ne faisant pas trop d'exercice, en ne me stressant pas et en ne réfléchissant pas trop (oui, c'est moi, mon cerveau occupé brûle beaucoup de carburant).

Selon le Dr Becky Campbell :

> It's often overlooked yet there is a strong connection between histamine and your blood sugar. Research has shown that blood sugar imbalances can increase

your histamine levels. Stabilizing your blood sugar is an absolutely critical aspect of improving histamine intolerance and MCAS symptoms.[11]

Traduction :

On l'ignore souvent, mais il existe un lien étroit entre l'histamine et la glycémie. La recherche a montré que les déséquilibres de la glycémie peuvent augmenter les niveaux d'histamine. La stabilisation de la glycémie est un aspect absolument essentiel de l'amélioration de l'intolérance à l'histamine et des symptômes du syndrome MCAS.

C'est d'ailleurs ce qui m'a incité à approfondir mes recherches sur le LS et les histamines. Je suis tombée sur une étude qui suggérait la présence de granules de mastocytes dans les échantillons de biopsie du lichen scléreux.[12] Qu'est-ce que les mastocytes essayaient d'accomplir ?
Les mastocytes et les histamines.
Extrait du blog Healing Histamine :

Mast cells, and the histamine they release, are first responders in times of infection. It's believed that mast cells recruit neutrophils and other immune cells, and take them to places where autoimmunity is causing destruction. This activity results in an intensification of localised inflammatory response, causing and sustaining tissue damage.[12]

Traduction :

Les mastocytes, et l'histamine qu'ils libèrent, sont les premiers à réagir à l'infection. On pense que les mastocytes recrutent des neutrophiles et d'autres cellules immunitaires et les amènent dans les zones où l'auto-immunité provoque la destruction. Cette activité entraîne une intensification de la réponse inflammatoire localisée, provoquant et entretenant des lésions tissulaires.

N'oubliez pas que ce phénomène est en partie lié à la santé de l'intestin. L'intestin contrôle généralement les oxalates et les histamines. Si vous décidez d'expérimenter un régime pauvre en oxalates et en histamines, n'oubliez pas que l'objectif ultime est d'avoir un intestin sain.

Selon l'article Tout ce que vous devez savoir sur l'intolérance à l'histamine, publié par le Dr Ruscio en 2020 :

One study suggested that inflammation and intestinal permeability (leaky gut) caused by bacterial imbalance were likely involved in histamine intolerance. Another study showed that 30%-55% of people with digestive symptoms also have histamine intolerance. Bacteria produce histamine, so an overgrowth of bacteria contributes to histamine load.[13]

Traduction :

Une étude a suggéré que l'inflammation et les fuites intestinales causées par un déséquilibre bactérien étaient probablement impliquées dans l'intolérance à l'histamine. Une autre étude a montré que 30 à 55 % des personnes présentant des symptômes digestifs souffrent également d'intolérance à l'histamine. Les bactéries produisent de l'histamine, de sorte que la prolifération bactérienne contribue à la charge d'histamine.

Comme je l'ai mentionné dans la section sur les oxalates, la façon dont nous préparons nos aliments a beaucoup à voir avec la façon dont nous les digérons. Il en va de même pour l'histamine dans l'alimentation. La National Library of Medicine fournit de bonnes informations à ce sujet :

Grilled seafood had higher histamine levels than raw or boiled seafood. For meat, grilling increased the histamine level, whereas boiling decreased it. For eggs, there was not much difference in histamine level according to cooking method. Fried vegetables had higher histamine levels than raw vegetables. And fermented foods didn't show much difference in histamine level after being boiled.[14]

Traduction :

Les fruits de mer grillés présentaient des taux d'histamine plus élevés que les fruits de mer crus ou bouillis. Pour la viande, la cuisson au gril augmentait les niveaux d'histamine, tandis que la cuisson à l'eau les diminuait. Pour les œufs, il n'y avait pas de différence significative dans les niveaux d'histamine en fonction du mode de cuisson. Les légumes frits présentaient des taux d'histamine plus élevés que les légumes crus. Quant aux aliments fermentés, il n'y avait pas de grande différence dans les niveaux d'histamine après ébullition.

L'un des symptômes bien connus des histamines est la démangeaison. De nombreux autres symptômes accompagnent l'intolérance à l'histamine, mais c'est l'un de ceux que les personnes souffrant d'intolérance à l'histamine ressentent souvent. Demandez l'aide d'un nutritionniste ou d'un professionnel, ou tenez un journal alimentaire et remarquez si les histamines jouent un rôle dans votre LS.

En nous sentant capables de gérer nos propres symptômes de la maladie, la façon dont nous mangeons et ce que nous mangeons nous aident à prendre en charge la gestion de notre maladie. Explorer notre relation avec la nourriture est une entreprise qui en vaut la peine. Pour notre santé individuelle et celle de la planète.

Tisane d'ortie pour le LS?

J'ai fouillé dans mon garde-manger pour retrouver le sac d'orties que j'avais acheté quelques mois plus tôt. Parfois, une plante vous parle et vous la ramassez, sans même savoir à quoi elle sert. J'ai trouvé le sachet et je me suis fait une bonne tasse de thé.

Pendant mon voyage, j'ai décidé de sensibiliser les gens au LS en bloguant sur un élément de la maladie chaque jour pendant un mois. Je n'avais aucune idée de tout ce que j'allais apprendre sur le LS au cours de ce mois d'écriture. Vous connaissez l'expression Tous les chemins mènent à Rome ? Eh bien, j'ai découvert en cours de route que toutes mes recherches sur le LS menaient à des orties. Peut-être ces routes ont-elles des fossés bordés de ces merveilleuses plantes souvent considérées comme des mauvaises herbes.

Vous voyez, dès que j'ai compris que les orties sont des antihistaminiques, j'ai réintégré la tisane dans ma journée, dans l'espoir de réduire l'inflammation dans mon corps. Puis j'ai découvert les recherches sur le stress oxydatif et les vitamines impliquées dans la prévention/remédiation : A, C, E. Devinez ce que les orties contiennent ? A, C, E. Devinez ce que contiennent les orties ?

Et puis il y a la question des oxalates. L'une des recommandations pour lutter contre les oxalates est d'augmenter l'apport en calcium. Le Dr Lani Simpson, densitométriste certifiée et experte en santé osseuse, déclare :

> If prepared correctly, nettle tea is high enough in calcium to be considered an aid in bone-building. Some of the other conditions it may help include insomnia, osteoporosis, arthritis, adrenal depletion, skin conditions, indigestion, low iron and even headaches.[15]

Traduction :

> Si elle est préparée correctement, la tisane d'ortie est suffisamment riche en calcium pour être considérée comme une aide à la formation des os. Elle peut également soulager l'insomnie, l'ostéoporose, l'ar-

thrite, l'épuisement des glandes surrénales, les affections cutanées, l'indigestion, la carence en fer et même les maux de tête.

De plus, l'ortie est pauvre en oxalates. C'est la plante idéale, à condition qu'elle soit le bon médicament pour vous. N'oubliez pas que la LS est un parcours unique pour chacun d'entre nous. Certaines personnes font état d'allergies à l'ortie.

Qu'en est-il du bore ? Dans un article de recherche de la National Library of Medicine de 2018, Urtica spp : Ordinary Plants With Extraordinary Properties :

> Urtica (nettle) leaves in addition contain **boron**, sodium, iodine, chromium, copper and sulfur [16]

Traduction :

> Les feuilles d'ortie contiennent également du bore, du sodium, de l'iode, du chrome, du cuivre et du soufre.

Les orties sont-elles trop belles pour être vraies ? Comme pour toute plante, il est important de faire appel à un professionnel.

Un article paru en 2018 dans Healthline, intitulé 6

Evidence-based Benefits of Stinging Nettle, conseille de consulter un professionnel :

> Pregnant women should avoid consuming stinging nettle because it may trigger uterine contractions, which can raise the risk of a miscarriage. Speak to your doctor before consuming stinging nettle if you're taking one of the following:
> - Blood thinners
> - Blood pressure medication
> - Diuretics (water pills)
> - Diabetes medication
> - Lithium [17]

Traduction :

> Les femmes enceintes doivent éviter de consommer de l'ortie, car elle peut déclencher des contractions utérines, ce qui peut augmenter le risque de fausse couche. Consultez votre médecin avant de consommer de l'ortie si vous prenez l'un des médicaments suivants :
> - Anticoagulants
> - Médicaments pour la tension artérielle
> - Diurétiques (pilules pour éliminer l'eau)
> - Médicaments contre le diabète
> - Lithium

Découvrez comment les utiliser au mieux. Les orties ont des arêtes urticantes qu'il convient d'éviter. Croyez-moi sur parole. Lorsque nous étions enfants, nous les rencontrions souvent en train de jouer derrière la grange. Les orties fraîches peuvent provoquer des irritations. **Ne mangez pas la plante fraîche.**

Il est préférable de la sécher, de la cuire ou de l'acheter dans un magasin de produits naturels. Vous pouvez l'acheter sous forme de thé, de teinture, de capsule, de crème ou de produit topique. Vous pouvez également la cultiver vous-même. Que diriez-vous d'une soupe d'orties ?

4

SOUTENIR LA VULVE

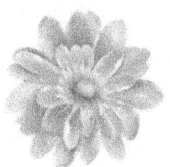

L'énigme des hormones

Le rendez-vous de suivi avec mon gynécologue est arrivé. Je m'attendais à un nouvel examen physique. Cette fois, c'est la chef des résidents de l'hôpital où travaille mon gynécologue qui m'a accueillie. Elle était là pour discuter avec moi d'un traitement hormonal substitutif, puisque j'en avais parlé lors de mon premier rendez-vous. C'était l'étape suivante.

Après une longue conversation avec elle sur les types de THS et sur la façon de trouver celui qui me convient, elle a quitté la pièce pour poser à mon gynécologue une question à laquelle elle n'avait pas de réponse. Mon gynécologue est revenu avec elle et a répondu à ma question sur le THS ; plus important encore, il a répondu à ma question de savoir si cela aiderait ou non le LS. Il a répondu par la négative. En fait, ce n'était qu'un traitement pour mes bouffées de chaleur et mes problèmes de sommeil. Alors, le LS est-il ou non une maladie due à une carence en œstrogènes ? La recherche suggère qu'il pourrait y avoir une implication, bien que le consensus soit que le THS n'améliore pas le LS.

Je lui ai dit que je n'avais pas encore utilisé la crème stéroïdienne qu'il m'avait prescrite. Je sais que les stéroïdes sont le traitement recommandé, mais je voulais d'abord essayer certaines des choses que j'avais découvertes au cours de mes recherches. Il a admis qu'à part les crèmes stéroïdiennes, il n'avait rien d'autre à me proposer. C'était maintenant entre moi et mon thérapeute du plancher pelvien.

Il est déjà difficile de faire face à la LS en tant qu'adulte, je ne peux pas imaginer que nos enfants doivent y faire face. Le gynécologue m'a demandé si j'avais une fille et m'a dit que c'était une conversation que je devais avoir avec elle. Bien que je ne pense pas qu'elle présente des symptômes actifs de LS vulvaire, les éruptions cutanées la dérangent depuis des années. Lorsque son régime alimentaire et son intestin s'améliorent, ses problèmes de peau ont tendance à disparaître, mais pas toujours.

Je ne vous conseillerai jamais de ne pas utiliser ce que votre médecin vous prescrit. Je dirai que la majorité des guérisons que j'ai obtenues au fil des ans provenaient de sources "alternatives". Pour moi, elles ne sont pas alternatives, elles sont naturelles. Je suis reconnaissante à la médecine moderne et à l'accès qu'elle nous offre. Je suis convaincue qu'une approche holistique offre les meilleurs résultats de guérison. Et comme il est merveilleux d'avoir la liberté de choisir.

La clé pour moi est, comme toujours, d'essayer de trouver la racine de cette maladie et un moyen nourrissant de la gérer à long terme (si ce n'est de la guérir complètement). La communauté et la conversation sont essentielles, le sens de l'humour est indispensable et il est bon d'avoir la peau dure (jeu de mots). À tout le moins, nous attirerons l'attention sur la santé vulvo-vaginale, qui en a bien besoin.

THS

Après mon examen gynécologique, j'ai rempli mes ordonnances de THS et je suis rentrée chez moi. J'étais à la fois excitée et nerveuse à l'idée de commencer un traitement hormonal substitutif. Il y a un mois, j'espérais que ce serait la solution à mes problèmes de sommeil, mes bouffées de chaleur et le LS.

J'ai lu les brochures jointes aux ordonnances et j'ai été effrayée, frustrée et confuse. Ma mère prend un THS et n'a pas d'effets secondaires. Je sais que c'est le cas pour beaucoup de femmes, mais je n'arrive pas à m'y habituer. Je ne veux pas prendre des œstrogènes et de la progestérone tous les jours. Je sais, je sais, ne lisez pas les commentaires en ligne. Mais je l'ai fait. Je n'arrive pas à les supprimer. Il y a tant de plaintes concernant les maux de tête, les nausées, les ballonnements, les saignements et les sautes d'humeur.

Oui, j'ai envie d'un sommeil plus profond et d'un vagin plus sain, mais je n'ai actuellement aucun de ces autres symptômes et si le THS m'en donne, je n'en veux pas.

Parfois, j'ai l'impression qu'il faut que j'arrête d'essayer d'avoir une santé parfaite et que j'accepte simplement d'être heureuse là où je suis. Arrêter de pointer une loupe sur ce qui ne va pas et célébrer ce qui va bien. Honnêtement, c'est ce que mon cœur ne cesse de me dire. Trouvez une routine nourrissante. Je suis assez bien. C'est fait, c'est fait.

Et si le THS me permettait de dormir comme un bébé ? Et si les effets secondaires étaient inexistants parce que c'est le bon médicament pour moi en ce moment ? Et si elle mettait fin à la LS ? Les recherches montrent que ce n'est pas le cas et mon gynécologue est d'accord, mais chaque personne est différente.

Un article paru en mars 2022 dans la National Library of Medicine fait état d'une étude LS comparant la crème de progestérone topique au Clobetasol pendant 12 semaines chez des femmes préménopausées. À première vue, le Clob est le vainqueur. Bonne nouvelle pour Clob.

Ce qui est intéressant, c'est cette déclaration :

"LS was in complete remission in 6 out of 10 patients (60%) with available biopsy in the progesterone arm, and in 13 out of 16 patients (81.3%) in the clobetasol propionate arm". [1]

Traduction :

"Le LS était en rémission complète chez 6 des 10 patientes (60 %) dont la biopsie était disponible dans le groupe progestérone, et chez 13 des 16 patientes (81,3 %) dans le groupe propionate de clobétasol."

Il s'agit d'un taux de rémission élevé, tant pour le Clob que pour la crème de progestérone.

C'est une excellente nouvelle pour le traitement du LS. Si cela ne tenait qu'à moi... cette étude aurait porté sur Clob vs Triamcinolone vs Crème à la progestérone vs Crème à l'estriol vs Crème à l'estradiol et aurait inclus des populations pré et post-ménopausées. J'aurais alors eu le sentiment d'avoir couvert la plupart de nos bases.

Ces derniers temps, les symptômes de le lichen scléreux ont été peu nombreux et espacés. Un certain type de crème hydratante (j'en ai utilisé plusieurs) est essentiel, de même que les bains de sel, et je n'ai pas à me plaindre. À l'exception de la fonte des cheveux. J'espère pouvoir inverser la tendance. Alors, ai-je vraiment besoin d'un traitement hormonal pour les symptômes de la ménopause ? Je peux le prendre ou le laisser selon les jours. C'est un choix personnel. Et je remercie la déesse pour ce choix. C'est un élément de plus (et une conversation à avoir avec votre médecin) sur le chemin de la LS et de la ménopause.

Qu'est-ce qui déclenche une poussée ?

Je n'avais jamais pensé à ce terme avant de rejoindre le groupe Facebook. Les membres l'utilisent souvent. Je n'ai pas connu de poussées comme celles dont parlent les autres : augmentation soudaine de la douleur, coupures, déchirures, démangeaisons insupportables, furoncles... bien que cela ait pu se produire pendant mes années d'erreur de diagnostic. Mon expérience est plutôt la suivante : À qui appartient cette vulve ? Traitement. Entretien quotidien. Arrêter de stresser. Me concentrer sur mes pratiques de guérison. Bien gérer.

Ce que j'ai remarqué au fil des ans - n'oubliez pas que cela fait près de vingt ans que je souffre de lésions et de douleurs de la colonne vertébrale - c'est qu'après une période de stress, je m'effondre. Lorsque j'ai déménagé l'année dernière, j'ai emballé et nettoyé l'ancienne maison tout en préparant la nouvelle. Une fois dans la nouvelle maison, je pouvais à peine bouger mon corps. Je ne ressentais aucune douleur ou gêne particulière, mais j'étais complètement fatiguée et dans le brouillard. La composante auto-immune a pris tout son sens lorsque j'ai réalisé cela. Ou peut-être s'agissait-il d'une inflammation galopante.

Qu'est-ce qui déclenche une poussée ?

C'est à LS de le savoir et à vous de le découvrir. Chaque personne est différente. Je sais que vous voulez découvrir vos déclencheurs afin de pouvoir gérer cette maladie vous-même. Voici quelques causes courantes et des questions à poser à votre équipe soignante :

1. Sensibilités alimentaires, rejet de l'oxalate
2. Allergies de contact (sous-vêtements, détergent, savon, voire papier hygiénique)
3. Le stress
4. La santé intestinale
5. Le manque de sommeil

6. Les réactions aux médicaments
7. Carences en vitamines/minéraux
8. Les fluctuations hormonales

La maladie peut également déclencher une poussée, même si j'ai tendance à penser que c'est le contraire qui est vrai pour moi. Lorsque je suis malade, les autres douleurs de mon corps disparaissent. C'est comme si le système immunitaire (et aussi mon esprit) avait quelque chose à faire et cessait de se concentrer sur ma colonne vertébrale et ma vulve !

Suivi de la thérapie du plancher pelvien

J'ai eu un rendez-vous de suivi aujourd'hui avec ma thérapeute du plancher pelvien. Je l'adore. Elle dit que mes tissus se sentent bien et que les muscles de mon plancher pelvien se sont améliorés. Elle se demande pourquoi mon gynécologue ne m'a pas donné une crème topique à base d'œstrogènes pour assouplir le tissu cicatriciel et le regonfler. Elle lui a donc envoyé un SMS pendant notre rendez-vous pour lui demander de me recommander une crème. Elle pensait qu'une crème oestrogénique topique pour la vulve et le vagin serait plus bénéfique qu'un THS complet. Elle a dit que puisque le tissu vulvaire semblait sain, nous allions passer à l'étirement du tissu à l'entrée du vagin.

Voici la partie intéressante. Elle a expliqué que les tissus ont besoin de bouger dans différentes directions (comme pendant les rapports sexuels) et qu'avec la LS et la cicatrisation, ce n'est plus le cas. C'est pourquoi les dilatateurs ordinaires ne sont pas le meilleur outil pour commencer. Elle a sorti une baguette de massage et a expliqué que les tissus à l'entrée du vagin doivent être massés et étirés de manière dynamique.

Cela vaut vraiment la peine d'inclure un spécialiste de la fécondation in vitro dans votre équipe de soins. La mienne m'a dit que la patiente qu'elle avait vue avant moi était venue pour son suivi et qu'elle était enfin capable d'insérer un tampon pour la première fois de sa vie ! Si nous voulons nous donner les moyens d'améliorer les effets de notre LS et de l'atrophie vaginale, les thérapeutes du plancher pelvien ont une mine de connaissances et de techniques à partager avec nous.

Elle m'a dit d'utiliser une très petite quantité de crème stéroïdienne sur les plaques cicatricielles deux fois par semaine et d'utiliser également la crème oestrogénique topique une fois que je l'aurais obtenue. La thérapeute PF a souligné que les crèmes topiques à base d'œstrogènes peuvent masquer les symptômes du LS.

A la recherche des lèvres perdues ... Une aventure vulvaire

Il n'a pas été facile de faire le tri parmi toutes les recherches sur les crèmes à base d'œstrogènes. Je voulais en savoir plus sur les œstrogènes topiques avant de choisir cette voie de soins. Je voulais également savoir ce qu'il fallait faire en cas de fusion et de perte d'architecture. Pourrais-je récupérer une plus grande partie de mes lèvres perdues ?

Il s'agit d'une question complexe et d'une conversation à avoir avec votre gynécologue, votre dermatologue ou votre spécialiste en médecine fonctionnelle.

Adhérences labiales : crème d'estriol topique. Cette étude particulière porte sur les enfants souffrant d'adhérences labiales (différentes du LS et de l'atrophie ménopausique ; cependant, elle semble appliquer des protocoles de traitement similaires).

> Many physicians offer young girls estrogen cream to be applied on the labia for several weeks to treat labial adhesion. While no randomized controlled trial data are available, the success rate of such creams is reported in the literature to be close to 90%. Side effects of estrogen cream are mild and transient. Although the ideal frequency and length of treatment with estrogen cream have yet to be

determined, most treatment recommendations suggest an application of the cream 1 to 2 times a day; treatment should be applied for a few weeks before considering surgical alternatives.[2]

Traduction :

De nombreux médecins proposent aux jeunes filles des crèmes à base d'œstrogènes à appliquer sur les lèvres pendant plusieurs semaines pour traiter les adhérences labiales. Bien qu'aucun essai contrôlé randomisé ne soit disponible, le taux de réussite de ces crèmes est d'environ 90 % selon la littérature. Les effets secondaires des crèmes à base d'œstrogènes sont légers et transitoires. Bien que la fréquence et la durée idéales du traitement à la crème d'œstrogène n'aient pas encore été déterminées, la plupart des recommandations de traitement suggèrent l'application de la crème 1 à 2 fois par jour ; le traitement devrait être poursuivi pendant quelques semaines avant d'envisager des alternatives chirurgicales.

La ménopause à elle seule peut entraîner des modifications structurelles de la vulve. Des crèmes topiques à base d'œstrogènes sont utilisées pour ralentir, voire inverser ces changements. Tiré de Harvard Health Publishing :

Estrogen cream and other vaginal estrogens are very effective treatments for atrophic vaginitis, a condition that's common in postmenopausal women and results from a drop in estrogen levels. Estrogen loss can lead to thinning (atrophy) of the cells lining the vagina and urethra. As a result, women may develop vaginal dryness, itching, and pain with intercourse, as well as a high risk of urinary and vaginal infections.[3]

Traduction :

La crème d'œstrogènes et les autres œstrogènes vaginaux sont des traitements très efficaces de la vaginite atrophique, une affection fréquente chez les femmes ménopausées qui résulte d'une baisse du taux d'œstrogènes. La perte d'œstrogènes peut entraîner un amincissement (atrophie) des cellules qui tapissent le vagin et l'urètre. En conséquence, les femmes peuvent souffrir de sécheresse vaginale, de démangeaisons et de douleurs pendant les rapports sexuels, ainsi que d'un risque accru d'infections urinaires et vaginales.

Encore une fois, il est utile de discuter avec votre médecin pour savoir si c'est le bon choix pour vous. L'œstrogénothérapie n'est pas recommandée pour tout le monde. Lorsque j'ai revu mon gynécologue, il a convenu avec mon thérapeute du plancher pelvien qu'une crème oestrogénique topique serait bénéfique.

Qu'en est-il du cancer ?

Je sais qu'il est facile de dire de ne pas s'inquiéter. C'est plus difficile à faire. S'inquiéter n'a jamais rien résolu. Je ne néglige pas le risque accru de cancer, mais je n'en fais certainement pas mon cheval de bataille. C'est à vous et à votre médecin d'en assurer le suivi. C'est aussi l'une des raisons pour lesquelles il faut trouver et développer une pratique spirituelle/de bien-être. Je reviendrai sur ce sujet plus tard.

Si vous avez lu mes autres livres, An *Accidental Awakening : It's not about yoga ; It's about family,* ou *Awakening on Purpose : Trusting the call*, vous saurez que j'ai passé les 20 dernières années à traiter des problèmes de colonne vertébrale. Au moment où je pense avoir tout guéri, je réalise que la guérison peut être un processus qui dure toute la vie et que le corps nous guide pour créer un environnement propice à notre épanouissement.

À un moment donné de ma vie, il ne faisait aucun doute que je guérirais complètement. Il y a aussi eu de nombreuses fois où je suis reconnaissante de pouvoir marcher avec des amis, jouer à *Just Dance* avec ma fille et sortir du lit le matin. Parce qu'au fond de mon esprit, dans un entrelacs de compote de pommes, il y a la possibilité qu'un jour tout cela puisse changer. Ma colonne vertébrale pourrait fusionner, les nerfs pourraient continuer à se comprimer et la perte de mouvement pourrait s'installer. Mais pas aujourd'hui. Aujourd'hui, je médite, j'écoute la musique entraînante de Jack Johnson, je prépare des repas nourrissants, j'écris, je me promène avec une bonne amie et je garde l'intention de continuer à guérir.

Tout peut arriver. Nous ne pouvons pas nous inquiéter. Nous pouvons cependant continuer à créer des rituels et des routines nourrissants, à pratiquer la guérison et le bonheur, et à participer à la conversation autour de la LS.

Je procède désormais à des contrôles visuels hebdomadaires de ma vulve (principalement parce que l'absence de fusion m'a enthousiasmée et que je veux continuer à l'encourager). Aussi, ma réaction lorsque je l'ai vue pour la première fois il y a des mois dans son état méconnaissable a été sévère. Aujourd'hui, elle est si belle que j'aime continuer à améliorer ma relation et ma réaction à l'égard de cette partie du corps qui reçoit peu d'attention jusqu'à ce que quelque chose aille mal.

Des chèques mensuels sont probablement suffisants. Je ne m'inquiète pas de chaque petite bosse. Je note mentalement tout changement et je sais que je peux en discuter avec mon spécialiste si nécessaire. Ce qui est bien avec la thérapeute du plancher pelvien, c'est que je la vois tous les mois pendant un certain temps, ce qui me donne l'impression d'avoir quelqu'un avec qui discuter des changements, surtout au début de ce diagnostic. Le gynécologue me verra une fois par an pour des contrôles, mais j'ai ma thérapeute du plancher pelvien avec qui je peux avoir ces conversations entre-temps.

Et pourtant, le cancer revient souvent dans les conversations des groupes de LS en ligne. Bien sûr, nous aimerions qu'une étude nous dise que cela ne nous arrivera pas, mais personne ne peut dire ce que la vie nous réserve. Nous pouvons écouter les experts, procéder à des auto-examens réguliers en plus des visites chez le médecin, affiner notre intuition et faire de notre mieux pour prendre soin de nous-mêmes et de ceux qui nous entourent.

Selon différents sites, le risque accru de cancer chez les personnes atteintes de LS se situe entre 3 et 6 %. Commençons donc par relativiser. J'oserais dire que l'anxiété chronique est plus néfaste pour notre santé qu'un risque accru de 3 à 6 % de cancer de la vulve. Cela dit, je n'ai pas l'intention de l'ignorer. C'est une raison de plus pour mieux prendre soin de nous.

Les premières recherches n'ont pas confirmé l'utilité des stéroïdes à long terme pour la prévention du cancer. Selon un article paru dans Cancer Therapy Advisor :

> While topical steroid therapy is clearly beneficial in terms of symptom control, there is little evidence that its long-term use or optimal control of symptoms reduces the risk of malignancy. Because lichen sclerosus confers an increased risk of vulvar malignancy, long-term follow-up is required. Persistent or suspicious lesions (e.g., ulcerations, masses) should be biopsied in order to exclude intraepithelial neoplasia or invasive squamous cell cancer.[4]

Traduction :

> Bien que la corticothérapie topique soit clairement bénéfique en termes de contrôle des symptômes, il existe peu de preuves que l'utilisation à long terme ou le contrôle optimal des symptômes réduisent le risque de malignité. Comme le lichen scléreux confère un risque accru de tumeur maligne de la vulve, un suivi à long terme est nécessaire. Les lésions persistantes ou suspectes (par exemple, ulcérations, masses) doivent être biopsiées pour exclure une néoplasie intraépithéliale ou un carcinome épidermoïde invasif.

Une étude de 2004 publiée dans le JAMA Dermatology a ajouté ceci :

> Although a protective effect from malignant evolution is suggested (carcinoma developed only in nontreated or irregularly treated VLS lesions), the number of seemingly protected patients was too small to be statistically significant.[5]

Traduction :

> Bien qu'un effet protecteur contre l'évolution maligne soit suggéré (le carcinome ne s'est développé que dans les lésions VLS non traitées ou irrégulièrement traitées), le nombre de patients apparemment protégés était trop faible pour être statistiquement significatif.

Bien que je souhaitais trouver une étude prouvant que le traitement aux stéroïdes n'était pas nécessaire pour prévenir l'éventualité d'un cancer, lorsque j'ai posté ce qui précède dans une communauté LS en ligne, l'administrateur du groupe m'a fourni l'étude actualisée suivante :

> A study of 507 women, of which 357 adhered to treatment with topical corticosteroids (compliant) and

150 did not carry out the advised treatment (partially compliant).

There was a significant difference in symptom control, scarring, and occurrence of vulvar carcinoma between compliant and partially compliant patients.[6]

Traduction :

Étude portant sur 507 femmes, dont 357 ont respecté le traitement par corticostéroïdes topiques (observance) et 150 ne l'ont pas respecté (observance partielle).

Il y a eu une différence significative dans le contrôle des symptômes, la guérison et le développement du carcinome vulvaire entre les patientes qui ont suivi le traitement et celles qui ne l'ont suivi que partiellement.

L'étude susmentionnée a montré que 4,7 % des patients qui n'ont pas utilisé les corticostéroïdes topiques comme prescrit ou qui les ont utilisés de manière incohérente ont développé des cellules précancéreuses ou un carcinome. Nous comprenons que l'absence de traitement augmente le risque, mais qu'en est-il de ceux qui utilisent l'acupuncture/la MTC, les remèdes naturopathiques, les injections de PRP, les plantes ou d'autres protocoles de traitement ? Le chiffre de 4,7 % correspond à l'augmentation de 3 à 6 % rapportée par diverses sources. La bonne nouvelle est que, selon l'étude mentionnée ci-dessus, le traitement semble efficace. Mais il ne convient pas à tout le monde. Voici ce qu'en dit un article sur Cureus :

> The side effects of TCS include irritation, burning, dryness, hypopigmentation, and dermal atrophy. The adverse effects of stinging, burning, and dryness are most commonly due to the base of the topical steroid rather than the steroid itself; hypopigmentation and dermal atrophy may occur with topical steroid use, particularly to keratinized skin, but these side effects are specifically noted to rarely occur in most long-term studies of topical steroids for treatment of VLS.[7]

Traduction :

> Les effets secondaires des SCT comprennent l'irritation, la sensation de brûlure, la sécheresse, l'hypopigmentation et l'atrophie cutanée. L'hypopigmentation et l'atrophie dermique peuvent survenir avec l'utilisation de stéroïdes topiques, en particulier sur la peau kératinisée, mais ces effets

secondaires sont spécifiquement notés comme se produisant rarement dans la plupart des études à long terme sur les stéroïdes topiques pour le traitement de la DSV.

Ce qui m'a attiré vers le LS, au-delà de cette maladie mystérieuse, c'est mon désir de trouver un traitement efficace qui n'impliquerait pas l'utilisation de stéroïdes pendant toute une vie. Bien que je sois reconnaissante d'avoir accès à la médecine moderne, je suis curieuse de découvrir d'autres approches thérapeutiques.

Ajoutons une autre statistique à la conversation. Selon l'American Cancer Society, le taux de survie à cinq ans pour le cancer de la vulve (tous stades confondus) est de 71 %.

Women now being diagnosed with vulvar cancer may have a better outlook than these numbers show. Treatments improve over time, and these numbers are based on people who were diagnosed and treated at least five years earlier.[8]

Traduction :

Les femmes actuellement atteintes d'un cancer de la vulve peuvent avoir de meilleures perspectives que ne le montrent ces chiffres. Les traitements s'améliorent avec le temps et ces chiffres sont basés sur les personnes qui ont été diagnostiquées et traitées au moins cinq ans auparavant.

En tenant compte de tous ces facteurs, il est vrai que le LS augmente le risque de cancer de la vulve de 3 à 6 %. C'est peu. De plus, les personnes qui développent un cancer de la vulve ont un taux de survie à cinq ans d'au moins 71% (qui s'améliore avec le temps). Des recherches ont révélé un taux de 86 % pour les cancers localisés.

Certains membres des communautés en ligne ont subi des opérations chirurgicales ou des interventions mineures pour éliminer des zones cancéreuses. Ils se portent bien. Beaucoup d'autres n'ont pas de cancer. Et, selon l'étude mentionnée ci-dessus, le traitement conventionnel semble réussir à éliminer le risque de cancer du sein.

Je ne peux pas vous dire ce qu'il faut faire. C'est pourquoi le LS (en fait, la plupart des problèmes de santé) est un état si personnel. Ayez les conversations nécessaires avec votre équipe soignante et faites les choix qui vous conviennent le mieux.

Ce que nous savons, c'est que des examens réguliers sont nécessaires, que les auto-examens vous permettent d'être attentif à tout changement et qu'un mode de vie holistique (prenant en compte toutes les

parties de vous et de la LS) aide à soulager votre esprit et à soutenir votre corps.

Fusion

Un soir, j'ai remarqué une irritation. Cela m'a inquiétée. Le lendemain matin, j'ai examiné ma vulve dans le miroir et j'ai vu la source de l'irritation : mes tissus semblaient gonflés, surtout du côté droit où je me sentais à vif. Les lèvres s'étaient partiellement séparées. J'espérais une inversion des changements structurels, mais j'avais aussi renoncé pour ne pas m'accrocher à un résultat potentiellement frustrant.

Cela fait maintenant quatre mois que je me concentre sur les soins de la vulve. J'ai éliminé le gluten, les produits laitiers et les sucres raffinés. Je prends des bains de sel environ deux fois par semaine depuis trois mois. Je ne cherche pas à savoir s'il y a un lien de cause à effet, mais simplement à poser des questions.

1. L'absence de fusion est-elle en partie due à mes bains minéraux ? Si oui, cela indique-t-il une implication fongique dans l'affection ou le caractère anti-inflammatoire des bains minéraux ? Y a-t-il une carence en minéraux ? Acidité/environnement alcalin ?

2. Toutes les stratégies (sans gluten, sans produits laitiers, sans sucre, équilibre de la glycémie avec ce que je mange et quand je le mange, probiotiques quotidiens) réduisent-elles l'inflammation et les sources qui conduisent à la réponse auto-immune ?
3. Dans quelle mesure ces changements sont-ils dus au massage des tissus vulvaires, dans le bain et après, à l'aide des huiles et des techniques de mon thérapeute du plancher pelvien ?

Et la grande question pour moi (bien que ce soit moins une question dans mon esprit) : quelle est la part de ma pratique spirituelle et du travail que j'ai effectué pour guérir les traumatismes liés à ma sexualité, à mes anciens partenaires, aux sentiments concernant ma santé sexuelle, aux traumatismes liés à l'accouchement, à l'élimination des blocages énergétiques et à la culture de l'amour de mon corps et de mon corps ?

La bénédiction de 7 jours au début de l'année a été pour moi une semaine puissante de pratique du qigong. Et ma méditation presque quotidienne sur le bonheur (je fais de mon mieux) continue d'informer mes cellules et de connecter mon corps.

Le septième jour de la bénédiction de sept jours, Master Lin s'est concentré sur l'élimination de tous les blocages karmiques dans les domaines de la santé, des relations et de l'abondance. Il a mentionné que, parfois, nous semblons être si près de la guérison, mais qu'elle ne se produit jamais ou que quelque chose nous fait reculer, et que cela peut être dû à un karma dont nous ne sommes pas conscients. C'est ce que je crois. Je crois au karma et aux causes invisibles depuis un certain temps déjà. C'est ainsi que je vis ma vie, il n'est donc pas exagéré de me plonger dans ces pratiques.

Si c'est votre cas, je vous encourage à trouver une forme de pratique qui vous apporte de la joie. Ce n'est peut-être pas le qigong ou le chant. C'est peut-être le jardinage ou vos animaux. Si le qigong et la méditation sont puissants, vous l'êtes aussi. Votre capacité à vous asseoir avec vos émotions douloureuses et à avoir de la compassion pour elles et pour vous-même, puis à choisir de ressentir du bonheur et de la gratitude chaque jour, contribuera grandement à votre guérison. Je crois que c'est vrai.

Votre relation et le sexe

Je connais des personnes qui ont divorcé à cause du LS et d'autres qui ont bénéficié du soutien de leur partenaire. Je connais des personnes qui ont simplement décidé que le sexe n'en valait pas la peine et d'autres qui ont fait leurs exercices thérapeutiques et ont réussi à rétablir leur santé vulvaire et leur vie sexuelle. Comme l'a dit mon thérapeute du plancher pelvien : "N'aimeriez-vous pas avoir le choix ?".

Mon mari et moi avons choisi de divorcer. Nous avons pris la décision de travailler à une issue saine pour nous et nos enfants. Je ne peux pas blâmer la LS. Je ne savais pas que j'en étais atteinte lorsque nous avons pris notre décision, mais je mentirais si je disais que cela n'a pas été un facteur. Le fait d'avoir été mal diagnostiquée pendant des années a probablement rendu les choses plus difficiles. Les médecins n'arrêtaient pas de parler de ménopause, mais comme je n'avais qu'une quarantaine d'années, j'avais l'impression que c'était une sentence sans espoir.

Si nous avions détecté le LS plus tôt, les émollients, les massages et les dilatateurs vaginaux auraient pu ralentir la progression et améliorer notre vie sexuelle. Mais il ne sert à rien de se lamenter sur le passé. Ces options sont à ma disposition aujourd'hui.

Si vous prévoyez d'utiliser un dilatateur, prenez d'abord le temps de restaurer la peau. Remettez les tissus en bon état avant d'utiliser des dilatateurs. Faites vos trempettes et vos massages et utilisez vos huiles/crèmes à base de céramides pour améliorer l'élasticité de la peau. Bien que j'utilise une baguette cervicale pour améliorer le raccourcissement du canal vaginal dû à la ménopause, j'ai constaté des améliorations de l'élasticité des tissus vulvaires grâce aux seuls massages. Donnez à votre peau les meilleures chances de souplesse en améliorant d'abord les tissus.

J'ai envisagé l'idée d'une vie monastique et de renoncer au sexe. Mais je ne suis pas prête pour cela. Je suis d'accord avec mon thérapeute du plancher pelvien. J'aimerais avoir le choix. Même s'il n'y a pas que le sexe dans la vie, ma vulve a toujours besoin d'attention et, franchement, des relations sexuelles agréables seraient également appréciables. Les personnes vivant avec une LS disposent de nombreuses options pour continuer à profiter de l'intimité et de l'excitation (avec leur partenaire ou seul). Si c'est une source de stress pour vous, envisagez de demander l'aide d'un thérapeute du plancher pelvien ou d'un sexologue.

LS ou atrophie ?

La ménopause à 44 ans me semble sévère. Ne dit-on pas que les femmes atteignent leur apogée sexuelle à 42 ans ? Merci pour cette généreuse période de plaisir. Suivie de la falaise post-ménopausique.

Il m'est apparu clairement que le LS n'était pas responsable de tout ce qui se passait au niveau de ma vulve et de mon vagin. Je suis ménopausée depuis cinq ans et je sais que mon taux d'œstradiol est très bas (je l'ai fait mesurer). Une forme d'hormonothérapie aurait probablement été très réparatrice il y a quelques années (et même aujourd'hui).

Je suis sûre que certains de mes changements se seraient produits même si je n'avais pas eu de LS. Ce que je trouve le plus utile, plutôt que d'accuser le LS et de se plaindre de "cette terrible maladie" (ce que je lis souvent dans les groupes en ligne), c'est de s'attaquer aux problèmes. Que les rapports sexuels douloureux soient dus au LS ou à l'atrophie, mon traitement vise à rétablir ma santé sexuelle.

Selon la clinique Mayo :

> Vaginal atrophy (atrophic vaginitis) is thinning, drying and inflammation of the vaginal walls that may occur when your body has less estrogen. Vaginal atrophy occurs most often after menopause. For many women, vaginal atrophy not only makes intercourse painful but also leads to distressing urinary symptoms.[9]

Traduction :

> L'atrophie vaginale (vaginite atrophique) est un amincissement, un assèchement et une inflammation des parois vaginales qui peuvent survenir lorsque le corps a moins d'œstrogènes. L'atrophie vaginale survient le plus souvent après la méno-

pause. Pour de nombreuses femmes, l'atrophie vaginale rend non seulement les rapports sexuels douloureux, mais entraîne également des symptômes urinaires douloureux.

Les brûlures, la sécheresse, les démangeaisons, les infections urinaires, le raccourcissement et le resserrement du canal vaginal et les rapports sexuels douloureux sont tous cités comme des symptômes de la ménopause. Ce que je n'ai pas trouvé dans la littérature sur la ménopause, ce sont les taches blanches, l'épaississement de la peau, les cicatrices, les ulcères et les plaies sur la vulve que connaissent de nombreuses personnes souffrant de LS. Ces problèmes semblent davantage liés au LS qu'à la ménopause.

Lorsque j'ai atteint la ménopause (je ne l'ai pas cherchée, croyez-moi), je n'ai pas réalisé à quel point les changements physiologiques (sans parler des changements émotionnels et mentaux) pouvaient être importants. L'Australian Family Physician identifie ces changements dus à la ménopause, qu'il appelle le syndrome génito-urinaire de la ménopause (SGM) et ce que l'on appelait autrefois l'atrophie vulvo-vaginale :

> The loss of oestrogen causes anatomical and functional changes, leading to physical symptoms in all of the genitourinary tissues. The tissues lose

collagen and elastin; have altered smooth muscle cell function; have a reduction in the number of blood vessels and increased connective tissue, leading to thinning of the epithelium; diminished blood flow; and reduced elasticity. Thinning is also related to the change in the vaginal epithelial cells.[10]

Traduction :

La perte d'œstrogènes provoque des changements anatomiques et fonctionnels, entraînant des symptômes physiques dans tous les tissus génito-urinaires. Les tissus perdent du collagène et de l'élastine, la fonction des cellules musculaires lisses est altérée, le nombre de vaisseaux sanguins est réduit et le tissu conjonctif augmente, ce qui entraîne un amincissement de l'épithélium, une réduction du flux sanguin et une diminution de l'élasticité. L'amincissement est également lié à des changements dans les cellules épithéliales vaginales.

Le mot "amaigrissement" est un sujet brûlant dans la communauté LS. Il est utilisé sur la plupart des sites faisant référence aux symptômes du LS. Nous savons que la lichénification est un épaississement et que les tissus s'épaississent avec le LS. Ce terme fait également référence au fait que le LS ressemble à du papier à cigarette : brillant, fin et lisse. C'est ce que j'ai constaté. Ainsi, si le LS est un état d'épaississement, l'apparence de mon tissu vulvaire est celle d'un amincissement. Et, comme le montrent les informations ci-dessus sur le GSM, l'amincissement des tissus peut être un problème lié à la ménopause. Alors que la communauté médicale continue d'en apprendre davantage sur le LS et de comprendre cette dynamique d'amincissement et d'épaississement, je me concentre sur le traitement de tous les symptômes au fur et à mesure qu'ils apparaissent et sur la recherche des causes profondes potentielles.

Quels sont les symptômes dus à la ménopause et ceux dus au lichen scléreux ? Plutôt que de chercher à nommer et à blâmer (faites-le une fois, puis passez à autre chose), abordez les problèmes en question et incluez des thérapies qui vous aideront à atteindre vos objectifs. L'étroitesse du canal vaginal peut être mieux traitée par un bon thérapeute du plancher pelvien. Votre gynécologue, dermatologue ou spécialiste vous aidera à traiter les modifications des tissus vulvaires et vaginaux, ainsi que les problèmes liés à l'envie d'aller aux toilettes ou les infections urinaires.

Je pense que la moitié de mes symptômes sont dus à l'atrophie vulvo-vaginale ou au GSM, donc à la ménopause et à un faible taux d'œstrogènes. Pour l'instant, je me concentre sur la santé de mes glandes surrénales, de mon foie et de mes intestins, ainsi que sur des pratiques de relaxation. Sachant que les œstrogènes masquent les symptômes du LS (c'est pourquoi nous ignorons souvent que nous en souffrons jusqu'à la ménopause), il est important de s'attaquer à l'inflammation sous-jacente, à la santé intestinale et au stress, mais si vous êtes ménopausée, ne vous empressez pas de mettre tous vos problèmes sur le compte du LS. Trouvez un thérapeute du plancher pelvien ou un autre spécialiste du soulagement de la ménopause pour vous aider.

5

UNE APPROCHE ALTERNATIVE

Acceptation

C'est drôle, mais j'ai appris à accepter profondément mon divorce. J'ai dû (non, j'ai choisi) m'entraîner à lâcher prise et à apprendre à accepter. C'est merveilleux que mes enfants aient une relation extraordinaire avec leur père. C'était mon intention dès le début de notre séparation : une relation saine entre nous tous.

Et je pratique l'acceptation avec mes enfants. Ce sont des adolescents qui ont des choix à faire et des vies à vivre. Je n'ai pas à résoudre tous leurs problèmes ni à arranger les étoiles et les planètes dans le ciel pour que leurs chemins soient toujours protégés... même si j'aimerais le faire. L'univers les aime autant que moi.

Je ne peux pas non plus guérir ma propre enfance en la projetant sur mes enfants. En essayant d'éviter que ma blessure ne devienne la leur, je me suis peut-être trop crispée ou inquiétée. Je ne m'excuserai jamais d'avoir trop aimé, mais je porterai mon attention sur celui qui a besoin d'être guéri maintenant. Moi. Ce que j'ai appris au cours de mon voyage dans la LS, je peux le transmettre à ma fille (et à mon fils) s'ils en ont besoin.

Surrénales

Hiver 2019, j'ai pédalé aussi vite que j'ai pu pour suivre le cours de spinning du samedi matin. J'avais convaincu mon mari de s'inscrire au cours et lui avais dit que je viendrais pour le soutenir. Les maladies cardiaques sont très fréquentes du côté de son père : la plupart des hommes subissent leur premier infarctus dans la quarantaine. La pratique régulière d'une activité physique est essentielle pour sa santé, son humeur et sa prise de poids hivernale. Pourtant, c'était la dernière chose dont j'avais besoin. Je fermais les yeux et plongeais dans mon monde intérieur pour conjurer l'énergie et ouvrir mes canaux, visualisant souvent des ancêtres ou des êtres anciens célébrant avec moi dans la salle de classe.

À l'époque, ma naturopathe me traitait pour une fatigue surrénale. Nous avions effectué un bilan hormonal appelé test de DUTCH, et la plupart des résultats étaient faibles, très faibles. L'estradiol était négligeable et le cortisol presque inexistant. La plupart de mes hormones se situaient dans la fourchette basse, même pour la post-ménopause.

Nous sommes en 2022. J'ai emmené le père de mes enfants à l'hôpital. On lui a posé deux stents. Il est passé d'un taux de cholestérol raisonnable en 2019 à des douleurs thoraciques tous les matins et à deux blocages de 70 % dans une artère. L'opération s'est bien déroulée et il est de retour sur le terrain de golf et bientôt sur le vélo. Une partie de moi s'est sentie malheureuse de ne pas avoir été présente au cours des deux dernières années pour continuer à le soutenir dans la gestion de sa santé. Une plus grande partie, cependant, a réalisé que je ne peux pas gérer la santé de tout le monde. Surtout au détriment de la mienne.

Quel est donc le rapport entre la glande surrénale et le LS ?

J'ai mentionné un déséquilibre hormonal comme cause possible du lichen scléreux. À la ménopause, les glandes surrénales deviennent responsables des hormones. Voici ce que dit Tyson's Gynecology (The Menopause Centre) :

Additionally, the adrenal glands are able to produce **sex hormones** when their levels decline during perimenopause. However, current or built up stress can deplete the adrenal glands and inhibit their ability to boost sex hormones. As a result, adrenal fatigue can worsen a woman's menopause symptoms.[1]

Traduction :

En outre, les glandes surrénales sont capables de produire **des hormones sexuelles** lorsque leurs niveaux diminuent pendant la périménopause. Cependant, le stress actuel ou accumulé peut épuiser les glandes surrénales et inhiber leur capacité à stimuler les hormones sexuelles. Par conséquent, la fatigue surrénalienne peut aggraver les symptômes de la ménopause.

Lorsque je pense aux glandes surrénales, je pense à l'expression "pas assez". Le sentiment de ne pas en avoir assez nous pousse à faire plus d'efforts que nécessaire, à prendre plus de responsabilités et à être plus stressés. Heureusement, dans la vingtaine et même la trentaine, nos hormones nous aident à récupérer. Cependant, dans la quarantaine et la cinquantaine, lorsque les hormones sexuelles diminuent, la réponse au stress nous rattrape et les glandes surrénales sont mises à l'épreuve par le fardeau. Il m'a fallu un certain temps pour soutenir mes glandes surrénales. Voici quelques-unes des choses qui ont dû disparaître :

1. Satisfaire les gens
2. Essayer de tout contrôler ou de faire de la microgestion
3. La recherche de la prochaine chose (qui pourrait être la réponse, le remède, le miracle)
4. S'inquiéter (c'est un travail en cours)
5. Essayer de tout faire
6. Donner la priorité à tout le monde
7. Le temps passé sur les médias sociaux (trop d'énergie comparative et de temps perdu)

Et plus encore :

1. Accepter les personnes et les choses telles qu'elles sont
2. Accepter que je suis suffisant à chaque instant, que j'ai toujours été suffisant
3. Me permettre de reconnaître que les choses sont meilleures que ce que mon esprit aime à évoquer

4. Si tout ce que je fais aujourd'hui est de préparer des repas nourrissants et de passer du temps avec mes enfants, c'est une excellente journée.
5. Oser être heureux. Exactement comme je suis. Exactement comme le monde qui m'entoure.
6. Accepter que l'univers entier m'aime tel que je suis
7. Me mettre dans des environnements à haute vibration (nature, amis, rire, musique, mouvement, méditation)

Les glandes surrénales ont besoin d'une alimentation supplémentaire au milieu de la vie. Nous devons souvent gérer la maison, le travail, les enfants, les soins parentaux et notre propre santé. Les glandes surrénales sont mises à rude épreuve. C'est le moment de guérir le passé, de se réapproprier le présent et d'ouvrir la porte à un avenir plus sain. Nous acceptons tous les éléments qui nous composent et la situation dans laquelle nous nous trouvons à ce stade de notre vie. Pas de regrets, de reproches ou de honte. Des glandes surrénales heureuses. Des glandes surrénales souriantes. Vous êtes entier.

Gérez votre énergie, pas votre temps

J'ai découvert cette phrase il y a des années et je pensais l'avoir adoptée. Cependant, au cours de l'année écoulée, j'ai vu combien de fois j'ai repoussé la faim parce que je voulais écrire un paragraphe de plus ou répondre à un commentaire de plus sur les médias sociaux. En fait, je suis en train d'essayer d'abandonner les médias sociaux. C'est un travail en cours. Que nous apprennent-ils ? La dépendance ? Oui. Mais pourquoi ? Bien que j'apprécie la communauté, j'envie ceux qui vivent leur vie hors ligne.

J'ai récemment marié l'adage "Gérez votre énergie" avec un vieil adage bouddhiste zen : "Mangez quand vous avez faim, dormez quand vous êtes fatigué" : "Mangez quand vous avez faim, dormez quand vous êtes fatigué.

J'écoute mon corps et ses besoins énergétiques. Je recalibre mes rythmes (plus probablement, c'est eux qui me recalibrent), et je remarque lorsque je choisis d'ignorer ces signes et de creuser plus profondément la raison de mon évitement. Même si mon esprit (ou souvent notre culture) veut que je vive à toute vitesse, mon corps dit non. Pas maintenant. Peut-être plus jamais.

Ce matin, je me suis disputée avec ma fille. Dans

l'heure qui a suivi, j'ai remarqué une sensation le long du côté droit de ma vulve. C'était comme si le stress affectait directement cette zone. J'ai passé la majeure partie de l'année dernière à calmer mon système nerveux. La pratique quotidienne est essentielle pour moi : qigong, méditation, nature, musique... quelque chose qui apaise les nerfs, l'âme et l'esprit.

En observant la réaction de mon corps à la dispute, j'ai réalisé qu'il était encore plus important pour moi de gérer mon énergie. Des désaccords surviendront, mais je peux choisir de m'engager ou non. Un plan de récupération quotidien est nécessaire. Une pratique nourrissante, quelle qu'elle soit, rétablit l'équilibre. La respiration ventrale suffit souvent à décompresser.

L'autre point G : La gratitude

Il y a dix-neuf ans, j'étais cloué au lit à cause d'une lésion de la colonne vertébrale lombaire. À l'époque, je travaillais à plein temps comme entraîneur personnel. J'ai fini par me remettre sur pied, je me suis marié et j'ai eu deux merveilleux enfants. Je pensais pouvoir recommencer à vivre ma vie, à pratiquer tous les sports et à faire toutes les activités que je voulais. Ma colonne vertébrale avait d'autres projets. Certains jours, je ne pouvais pas soulever ma fille de son berceau. J'ai passé des années à faire du yoga et, grâce à des thérapies alternatives complémentaires, j'ai réussi à guérir mon dos.

Une deuxième blessure est survenue il y a six ans, cette fois au niveau de la colonne cervicale, et j'ai recommencé à travailler à la guérison de mon dos. Lorsqu'on m'a diagnostiqué un LS l'année dernière, ce fut un nouveau coup dur. Je me suis dit : "Allons, Univers ! Un seul problème de santé ne suffit-il pas ?"

Il m'a fallu une seconde pour m'y habituer, mais voici le cadeau que m'ont fait mes blessures à la colonne vertébrale :

- Je suis reconnaissante à mon corps de me soutenir chaque jour.
- Danser dans mon salon est un pur bonheur
- Marcher avec un bon ami est une chose que je ne considérerai jamais comme acquise.

Ma blessure m'a fait passer de l'entraînement personnel à l'écriture de livres, et j'en ai adoré chaque minute (d'accord, la plupart des minutes).

La LS m'a certainement renvoyée en arrière, mais les cadeaux de la blessure précédente m'ont rattrapée et m'ont rappelé comment vivre plus lentement, me parler plus gentiment et faire de la place à toutes mes émotions. Je n'ai plus la nostalgie du passé. Et j'en suis reconnaissante chaque jour. Imaginez : dans notre prochaine vie, nous parlerons du fait de marcher dans la maison sans pantalon et nous en rirons....

Les bienfaits de la gratitude

La santé mentale est tout aussi importante que la santé physique. Souvent, dans les communautés en ligne, je lis des messages de membres qui se disent déprimés par ce diagnostic, anxieux à l'idée de vérifier leur état chaque jour (est-ce pire ? est-ce mieux ?) et inquiets de la possibilité de modifications structurelles de la vulve et d'un risque accru de cancer.

Il est essentiel pour notre santé que nous trouvions et consacrions du temps à des pratiques qui améliorent notre bien-être mental et nous permettent de participer à notre guérison quotidienne. La gratitude est l'une de ces pratiques. La recherche est là.

Dans un article publié en 2021 par Harvard Health et intitulé Giving Thanks Can Make You Happier :

> ...Dr. Martin E. P. Seligman, a psychologist at the University of Pennsylvania, tested the impact of various positive psychology interventions on 411 people... When their week's assignment was to write

and personally deliver a letter of gratitude to someone who had never been properly thanked for his or her kindness, participants immediately exhibited a huge increase in happiness scores. This impact was greater than that from any other intervention, with benefits lasting for a month. Of course, studies such as this one cannot prove cause and effect. But most of the studies published on this topic support an association between gratitude and an individual's well-being.[2]

Traduction :

...Le Dr Martin E. P. Seligman, psychologue à l'université de Pennsylvanie, a testé l'impact de diverses interventions de psychologie positive sur 411 personnes.... Lorsque l'exercice de la semaine consistait à écrire et à remettre personnellement une lettre de gratitude à une personne qui n'avait jamais été correctement remerciée pour sa gentillesse, les participants ont immédiatement montré une augmentation spectaculaire de leur score de bonheur. Cet impact était supérieur à celui de toute autre intervention, et les bénéfices se sont maintenus pendant un mois. Bien sûr, des études comme celle-ci ne peuvent pas prouver le lien de cause à effet. Mais la plupart des études publiées sur le sujet confirment l'existence d'un lien entre la gratitude et le bien-être d'un individu.

Un article paru en 2017 dans le magazine Greater Good indique que

It's important to note that the mental health benefits of gratitude writing in our study did not emerge immediately, but gradually accrued over time. Although the different groups in our study did not differ in mental health levels one week after the end of the writing activities, individuals in the gratitude group reported better mental health than the others four weeks after the writing activities, and this difference in mental health became even larger 12 weeks after the writing activities.[3]

Traduction :

Il est important de noter que les bienfaits de l'écriture de gratitude sur la santé mentale dans notre étude ne sont pas apparus immédiatement, mais se sont progressivement accumulés au fil du temps. Bien que les différents groupes de notre étude n'aient pas montré de différences en termes de santé mentale une semaine après la fin des activités d'écriture, les individus du groupe de gratitude ont fait état d'une meilleure santé mentale que les autres quatre semaines après les activités d'écriture, et cette différence de santé mentale s'est encore accentuée 12 semaines après les activités d'écriture.

De l'Institut mondial de l'auto-immunité :

Research has shown that gratitude can decrease stress hormones like cortisol and produce a "shift in autonomic balance toward increased parasympathetic activity," otherwise known as the "rest and digest" state. For individuals experiencing anxiety, sensitivities, and other health issues who may be operating in a chronic "fight or flight" mode, sending the body into a relaxed state can positively impact health and aid in the healing process.[4]

Traduction :

Des recherches ont montré que la gratitude peut réduire les hormones de stress telles que le cortisol et produire un "changement de l'équilibre autonome vers une activité parasympathique accrue", autrement dit l'état de "repos et de digestion". Pour les personnes souffrant d'anxiété, d'hypersensibilité et d'autres problèmes de santé qui peuvent fonctionner en mode chronique "combat ou fuite", amener le corps dans un état de relaxation peut avoir un impact positif sur la santé et contribuer au processus de guérison.

La pratique de la gratitude, ainsi que la création artistique, la tenue d'un journal, la danse, le chant... nous aident à passer d'un état d'impuissance à un état de responsabilisation. Vous pouvez faire quelque chose pour gérer votre santé. Vous pouvez faire beaucoup ! Vous n'êtes pas impuissant. Il y a de l'espoir. En fait, il y a plus que de l'espoir, il y a de l'aide.

Journal/pratique de la gratitude

Il existe de nombreuses façons d'intégrer la gratitude dans votre vie quotidienne. Vous pouvez prendre l'habitude, matin et soir, de noter cinq choses pour lesquelles vous êtes reconnaissant. Soyez précis. Faites-le chaque jour pendant un mois et remarquez ce que vous ressentez.

La pratique de la gratitude ne se limite pas à la rédaction d'un journal. Lorsque je me réveille, je m'entraîne à ressentir de la gratitude avant même de sortir du lit. Je suis reconnaissant (oui, il faut parfois parler de ce sentiment) pour mon lit, mon oreiller, le soleil qui brille ou l'appareil de chauffage qui apporte de la chaleur dans le froid de l'hiver canadien. Je suis reconnaissant pour ma maison et pour la journée qui s'annonce, pleine de choix, de libertés et de possibilités.

Vous pouvez ressentir de la gratitude tout au long de votre journée, à des moments aléatoires :

- Lorsque vous vous lavez les mains, soyez reconnaissant pour l'eau propre.
- Lorsque vous mangez, soyez reconnaissant pour votre nourriture
- Lorsque vous parlez à vos amis ou à votre famille, soyez reconnaissant de les avoir dans votre vie.
- Lorsque vous regardez par la fenêtre ou que vous vous promenez à l'extérieur, soyez reconnaissant envers la nature, le chant des oiseaux, le ciel bleu, l'air, la terre sous vos pieds...

Prenez un moment pour évoquer la gratitude. Souvenez-vous de quelque chose qui vous inspire naturellement ce sentiment. Prenez ensuite l'habitude de le faire encore et encore. Un jour, vous ressentirez ce sentiment sans aucune raison. Cela deviendra une seconde nature pour vous. La vie change lorsque nous vivons à partir de ce sentiment de gratitude.

Si vous avez du mal à ressentir de la gratitude, invitez-la simplement à entrer dans votre vie. Faites semblant, imaginez, soyez disponible. Elle viendra. C'est pourquoi nous appelons cela de la pratique. Engagez-vous à le faire chaque jour et voyez ce qui se passe pour vous.

Il s'agit d'une pratique puissante à partager avec vos enfants. Juste avant d'aller au lit, chacun à votre tour, énoncez trois à cinq choses pour lesquelles vous vous sentez reconnaissant ce jour-là. C'est une façon de découvrir ce qui se passe dans la journée de vos enfants et de leur apprendre à cultiver eux aussi la gratitude. Le sommeil vient plus facilement dans un cœur reconnaissant.

Messages contradictoires

Mon thérapeute du plancher pelvien m'avait dit que mes muscles du plancher pelvien droit étaient faibles et que cela pouvait être dû à des problèmes nerveux. J'ai des antécédents de problèmes d'articulation lombaire/sacro-iliaque. Il peut y avoir un problème d'innervation des muscles du plancher pelvien droit dû à une compression nerveuse ou à des problèmes lombaires. Alors que le thérapeute a recommandé un rendez-vous avec un neurologue, mon médecin a décidé de m'adresser à un physiatre : un médecin spécialisé dans le mouvement, en particulier après une lésion de la colonne vertébrale.

Comme mon gynécologue m'a dit qu'il voyait parfois le LS accompagné de spondylarthrite ankylosante, je l'ai inclus dans mes recherches (j'ai finalement consulté un rhumatologue qui pense que la SA n'est pas en cause dans mon cas et que mes problèmes vertébraux sont principalement biomécaniques, résultant très probablement de ma scoliose).

L'une des découvertes que j'ai faites au cours de mes recherches est particulièrement intéressante. Le virus d'Epstein Barr pourrait être impliqué dans la spondylarthrite ankylosante et d'autres maladies auto-immunes. L'EB reprogrammerait les cellules B du système immunitaire (je n'avais jamais entendu cela auparavant). C'est logique du point de vue de l'auto-immunité.

The EBV invades the B cells themselves, reprograms them, and takes over control of their functions. The Cincinnati Children's research team has discovered a new clue about how the virus does this, a process that involves tiny proteins called transcription factors.[5]

Traduction :

L'EBV envahit les cellules B elles-mêmes, les reprogramme et prend le contrôle de leurs fonctions. L'équipe de recherche du Cincinnati Children's a découvert un nouvel indice sur la manière dont le virus procède, un processus qui implique de minuscules protéines appelées facteurs de transcription.

Ce qui me fascine, c'est que pendant la bénédiction de qigong de 7 jours, Master Lin a parlé de messages erronés dans le corps. Les cellules reçoivent simplement des informations erronées et, au cours de notre pratique, nous voyons ces messages erronés quitter le corps sous forme d'énergie supplémentaire.

Ces messages erronés dans le corps peuvent-ils provenir de différentes sources ? Des sources qui peuvent être mesurées/identifiées et des sources moins reconnues, telles que :

1. Virus/fongus/bactéries
2. Un traumatisme permanent
3. Notre dialogue interne et nos pensées
4. Commentaires et interactions avec la famille/les amis/la communauté (nouvelles ?)
5. Traumatismes, croyances et gènes de l'enfance et des ancêtres
6. Le karma passé

7. Alimentation et toxines environnementales

Pouvons-nous simplement changer les messages ? Louise Hay a consacré sa vie à cette question. De même, le Dr Joe Dispenza s'est attelé à cette tâche. En fait, nombreux sont ceux qui poursuivent cette ligne de pensée.

Je dirais même que chanter des mantras tout au long de la journée est un moyen efficace de reprogrammer vos cellules. Ressentir le bonheur et évoquer la joie chaque jour est une façon de changer les messages de votre corps. S'asseoir dans la nature et écouter le chant des oiseaux est un moyen de modifier les messages de votre corps. Manger une grande variété d'aliments sains et de remèdes à base de plantes est un moyen de modifier les messages de votre corps.

Soyez attentif à vos pensées et à vos paroles

L'année dernière, j'ai souffert d'une subluxation de l'épaule. Après avoir essayé d'y remédier par moi-même en m'étirant et en me renforçant, j'ai finalement consulté mon chiropracteur. Alors qu'il ajustait mon bras, il m'a demandé de répéter après lui : "Je sais qui je suis" : "Je sais qui je suis". J'ai répété ses mots. "Je sais où est ma place. J'ai recommencé. "Je connais mon but". J'ai terminé la série.

"Et si je n'y crois pas ?" Je marmonne dans le berceau de la table de traitement.

"Cela n'a pas d'importance." Il a continué à travailler sur mon épaule. "Votre corps a juste besoin de l'entendre."

Cette conversation m'a rappelé que mes cellules sont à l'écoute. Il ne s'agit pas d'alimenter mon corps en conneries. Il ne le supportera pas non plus. Mais il s'agit de prêter attention aux messages que vous envoyez chaque jour à vos tissus.

Je vois souvent des gens commenter en ligne cette "horrible maladie" ou répondre à quelqu'un qui n'a plus de symptômes qu'il n'y a "pas de remède" et qu'il n'est qu'en rémission.

Il fut un temps où de nombreuses personnes instruites pensaient que la Terre était plate. Nous devons faire attention à ce que nous croyons savoir, et encore plus à ne pas marcher sur les plates-bandes d'autres personnes qui sont sur la voie de la guérison.

Quel est ce vieux dicton ? *La personne qui pense que quelque chose ne peut pas être fait ne devrait pas interrompre la personne qui le fait.*

Nous ne pratiquons pas la politique de l'autruche en ce qui concerne la LS. Nous faisons tout ce qui est en notre pouvoir pour le guérir : corps, âme et esprit. Le don de la LS est qu'en travaillant à une guérison compatissante pour vous-même, vous guérissez en même temps d'autres aspects de votre corps et de votre vie. Et qui sait ce qui peut résulter d'un engagement en faveur de la guérison ? Peut-être détenons-nous chacun une pièce du puzzle.

Quel est le message ?

Si mon parcours en matière de santé mentale a été rapide depuis le diagnostic, mon parcours en matière de blessures a été long. Il m'a fallu beaucoup de temps pour arriver là où je suis. Après avoir écrit Un réveil accidentel, je pensais avoir guéri ma colonne vertébrale. Puis la blessure à la colonne cervicale m'a fait perdre pied et j'étais en colère.

Ce qui m'a aidé, c'est de réaliser que la colère était à la fois la racine de ma douleur et la voie de ma guérison. Je devais y faire face. Il m'a fallu des années pour y parvenir. J'ai reçu tellement de cadeaux en chemin. Je sais que les gens disent cela... mais je ne changerais rien. C'est ce qui m'a permis d'en arriver là, et je m'y sens bien.

Vous vivez pleinement votre vie, avec tous ses désordres. Personne ne nous a promis une santé parfaite, et je ne pense pas que ce soit le signe d'une vie bien vécue. Au plus fort de mon mal de dos, j'ai découvert une nouvelle perspective :

Lorsque la douleur était un compagnon quotidien, j'ai été inspirée par les mots de Thich Nhat Hanh, professeur bouddhiste bien-aimé : "J'ai remarqué que les gens s'occupent trop du négatif, de ce qui ne va pas. ... Pourquoi ne pas essayer l'autre voie, regarder le patient et voir les choses positives, toucher ces choses et les faire fleurir ?" et je les ai appliquées à ma douleur physique.

Je me suis assise sur mon perron et j'ai scruté mon corps. Lorsque l'on souffre, il est facile de se concentrer sur la douleur. C'est comme si on la soulignait. Au lieu de cela, j'ai cherché dans mon corps un endroit qui ne me faisait pas mal - où je n'avais aucune sensation. Certains jours, cela a pris du temps. Non, ça fait mal. Non, ça aussi. Mais je finissais par trouver un endroit, même si je descendais jusqu'à mon petit doigt de pied gauche.

J'ai ensuite concentré toute mon attention sur cet orteil. Très vite, j'ai remarqué que la douleur s'atténuait à d'autres endroits. J'ai trouvé le positif et je me suis reposé avec lui, lui permettant de s'épanouir.

Trouvez ce qui est positif dans votre corps ou dans votre journée et respirez avec. Laissez-le s'épanouir. Même s'il s'agit de votre petit doigt de pied gauche.

— *HOUSEHOLDER YOGINI: PRACTICES & JOURNALING EXERCISES FOR WOMEN*

WHO LIVE AT THE INTERSECTION OF SPIRITUALITY & FAMILY

La science de l'énergie

Lorsque je me suis blessée à la colonne vertébrale et que les médecins n'avaient rien d'autre à proposer que des injections de stéroïdes pour soulager mon mal de dos, je me suis tournée vers la médecine alternative complémentaire. Si nous ouvrons notre esprit à un modèle de guérison holistique, nous pouvons faire progresser la guérison. De plus, nous libérons les médecins et les spécialistes pour qu'ils fassent leur excellent travail, tandis que nous participons à notre propre guérison. Nous pouvons élargir notre champ de vision pour y inclure de nouvelles possibilités de santé. En outre, les anciens yogis disposaient de peu d'outils scientifiques, mais ils avaient une connaissance approfondie du corps et de ses systèmes, ainsi que des pratiques de guérison.

Que dit la science ? Selon la clinique Mayo :

> While a growing body of scientific research supports the health benefits of meditation, some researchers believe it's not yet possible to draw conclusions about the possible benefits of meditation.
>
> With that in mind, some research suggests that

meditation may help people manage symptoms of conditions such as:
- Anxiety
- Asthma
- Cancer
- Chronic pain
- Depression
- Heart disease
- High blood pressure
- Irritable bowel syndrome
- Sleep problems
- Tension headaches[6]

Traduction :

Bien qu'un nombre croissant de recherches scientifiques soutiennent les bienfaits de la méditation pour la santé, certains chercheurs estiment qu'il n'est pas encore possible de tirer des conclusions sur les éventuels bienfaits de la méditation.

Dans cette optique, certaines recherches suggèrent que la méditation peut aider les personnes à gérer les symptômes d'affections telles que
- L'anxiété
- Asthme
- Cancer
- Douleur chronique

- Dépression
- Maladies cardiaques
- Hypertension
- Syndrome du côlon irritable
- Troubles du sommeil
- Céphalées de tension

Un article paru en 2017 dans New Scientist sur l'inflammation se penche sur une étude réalisée par Ivana Buric, psychologue au Laboratoire du cerveau, de la croyance et du comportement de l'université de Coventry :

> The team analysed 18 trials including 846 participants, ranging from a 2005 study of Qigong to a 2014 trial that tested whether tai chi influenced gene activity in people with insomnia. Although the quality of studies was mixed and the results were complex, Buric says an overall pattern emerged. Genes related to inflammation became less active in people practicing mind-body interventions.[7]

Traduction :

L'équipe a analysé 18 essais impliquant 846 participants, allant d'une étude de 2005 sur le qigong à un essai de 2014 visant à déterminer si le tai-chi influençait l'activité des gènes chez les personnes souffrant d'insomnie. Bien que la qualité des études ait varié et que les résultats aient été complexes, Buric explique qu'une tendance générale s'est dégagée. Les gènes liés à l'inflammation sont devenus moins actifs chez les personnes pratiquant des interventions psycho-corporelles.

Ce n'est pas une mince affaire si l'on considère le rôle que joue l'inflammation dans les maladies auto-immunes. Nous avons parlé du stress oxydatif dans la section sur la LS et le stress. Nous avons également parlé de la respiration et de son rôle dans la réduction du stress oxydatif et de l'inflammation. Le tai-chi et le qigong sont des outils supplémentaires à ajouter à votre boîte à outils de guérison holistique des LS.

Que dit la MTC à propos du LS ?

Selon la clinique d'acupuncture de Hastings, en Nouvelle-Zélande :

> **What can cause lichen sclerosus according to traditional Chinese medicine (TCM)?** There are a number of causes or patterns of disharmony involving a number of organs. Probably the most common pattern is known as damp heat in the lower

burner. The damp heat condition also can correlate to yeast infection and thrush and the treatment principle is to use herbs that clear heat and resolve damp.

Another common cause is due to the liver. The Liver meridian transverses through the genitals and excess heat can get trapped in the meridian and accumulate in the genitals. A weakness or deficiency in the body can also lead to the vulvar not being nourished by energy and blood and hence leading to a disposition to be invaded by pathogens according to traditional theory.[8]

Traduction :

Quelles sont les causes du lichen scléreux selon la médecine traditionnelle chinoise (MTC) ? Il existe un certain nombre de causes ou de schémas de dysharmonie impliquant un certain nombre d'organes. Le schéma le plus courant est probablement celui de la chaleur humide dans le brûleur inférieur. La chaleur humide peut également être corrélée à l'infection à levures et au muguet, et le principe du traitement consiste à utiliser des plantes qui éliminent la chaleur et résolvent l'humidité.

Une autre cause fréquente est le foie. Le méridien du foie traverse les organes génitaux et l'excès de chaleur peut être piégé dans le méridien et s'accumuler dans les organes génitaux. Une faiblesse ou une carence dans le corps peut également conduire à ce que la vulve ne soit pas nourrie par l'énergie et le sang, ce qui la prédispose à être envahie par des agents pathogènes, selon la théorie traditionnelle.

Ce dernier commentaire est intéressant. J'ai eu beaucoup de succès avec les exercices de thérapie du plancher pelvien qui m'ont été prescrits. Il semble que ces exercices contribuent à nourrir les tissus de la vulve et de la région pelvienne.

Pendant des années, j'ai souffert de fourmillements dans les jambes et les pieds (et souvent d'une vulve engourdie après être restée assise ou avoir fait du vélo trop longtemps). Depuis que je fais mes exercices du plancher pelvien et que j'augmente le nombre de fois où je fais mes compresses de qigong sur mon sacrum et mon coccyx chaque jour, je n'ai plus de picotements, de bourdonnements ou d'engourdissements. Je n'ai jamais été aussi concentrée sur l'alimentation de ma vulve !

Plus d'énergie

Ayant écrit un livre sur les chakras, je m'en voudrais de ne pas aborder l'éléphant énergétique dans la pièce : les centres énergétiques impliqués dans la LS. Extrait de mon livre *Householder Yogini* :

Chakra, roue en sanskrit.

Lorsque l'on parle du système des chakras, on fait le plus souvent référence aux sept principaux centres énergétiques du corps, qui s'étendent de la base de la colonne vertébrale au sommet de la tête. Ces roues tournantes sont responsables de la circulation du prana, l'énergie vitale, à travers un système de nadis ou canaux dans le corps.

Connu depuis des milliers d'années, le système des chakras est le plus souvent associé aux pratiques spirituelles du yoga ou aux pratiques de guérison du reiki. Lorsque les canaux sont bloqués, il peut en résulter des maladies du corps et de l'esprit. Lorsque les canaux sont clairs et ouverts, l'énergie circule librement, ce qui permet d'améliorer la santé et d'atteindre des états de conscience plus élevés.

Les pratiques anciennes du yoga se sont mêlées à la psychologie occidentale, de nombreux praticiens établissant des liens entre les corps physique, émotionnel et spirituel de l'individu.

En contemplant les zones de mon corps touchées par le LS, j'ai réfléchi aux chakras concernés. Le premier est le chakra racine (centre énergétique situé à la base du torse : vulve et anus). Plus d'informations dans *Householder Yogini* :

> Les problèmes émotionnels du chakra racine, tels que la peur ou le manque de soutien, peuvent remonter à l'enfance, à une relation moins qu'idéale ou à un mauvais environnement de travail (pour n'en citer que quelques-uns). Ces conditions sapent nos fondations au fil du temps. Elles façonnent notre vision des choses et nos croyances.
>
> Après des années d'utilisation d'une myriade de techniques pour gérer la douleur causée par une série de lésions de la colonne vertébrale, ma réaction de peur était en état d'alerte. J'avais souvent besoin de réconforter mon esprit et ma réaction de peur. Lorsque je paniquais à propos de la douleur ou de conditions susceptibles de l'accroître, je me rassurais souvent en me disant : "Vous allez bien. Vous êtes en sécurité. Vous êtes en sécurité. Détendez-vous". Ce dialogue m'a permis d'accepter ma réaction et mon schéma plutôt que de créer davantage de lutte et de résistance dans mon corps et mon esprit.
>
> Si le corps est prisonnier d'une réaction de peur ou de douleur, nous devons examiner les émotions qui peuvent être réprimées, redirigées et exprimées par erreur à travers le corps physique. Dans le cas de douleurs ou de maux dans les jambes, les pieds, les

genoux et le bas du torse (hémorroïdes, constipation), demandez-vous quelles sont les émotions que vous ressentez.

Y a-t-il quelque chose qui me fait peur ? Y a-t-il un manque de soutien (matériel, émotionnel ou autre) dans ma vie ? Quels sont mes besoins qui ne sont pas satisfaits ?

Le chakra racine est responsable des fondations solides, de la sécurité et du soutien. Son élément est la terre. C'est là que nous nous sentons enracinés. Ou pas. Personnellement, j'ai remarqué que la peur de mon enfance était piégée dans la réponse de mon système nerveux à la vie. J'avais besoin d'aborder cette hypersensibilité à la peur tout en l'utilisant pour créer un environnement plus doux pour moi-même. J'utilise une myriade de techniques :

1. Méditation/qigong
2. Le temps passé dans la nature, qu'il s'agisse d'une promenade avec un ami ou d'une séance en forêt.
3. Musique stimulante et relaxante
4. Le mouvement, comme le vélo ou le pilates
5. Le rire, la gratitude et le bonheur comme pratique quotidienne (et certains jours, cette pratique est difficile !)

6. Laisser tomber les choses qui ne sont pas importantes ou qui ne valent pas la peine d'être défendues.
7. Des plantes telles que la passiflore ou des suppléments tels que la L-théanine.

Lorsque mon système nerveux est débordé, je simplifie mon environnement. Une chose à la fois.

L'autre centre énergétique qui me vient à l'esprit lorsque je pense à LS est le deuxième chakra.

Le deuxième chakra est situé dans le bassin. Ce centre énergétique est responsable de la créativité, de la sensualité et de la sexualité, des relations, de l'abondance et du jeu. Il est également le siège des émotions. Son élément est l'eau.

La culpabilité, le blâme et la honte résident dans le chakra sacré. Ce centre énergétique régit nos organes reproducteurs. Il est donc logique que ce centre soit impliqué dans la LS.

Une fois que nous avons résolu les problèmes du chakra racine liés à la peur, à la sécurité et au fait de se sentir soutenu, nous examinons nos sentiments de blâme, de honte et de culpabilité liés à notre enfance, à notre sexualité et à nos relations. C'est à ce moment-là que je me tourne vers le journal, l'art et d'autres formes d'expression pour aider l'énergie à circuler.

Bien entendu, une thérapie peut être bénéfique

pour vous permettre de parler avec un professionnel des traumatismes de votre vie. Même si votre vie a été relativement exempte de traumatismes jusqu'à présent, il peut être utile de parler à quelqu'un de vos sentiments à l'égard de la LS. Recevoir ce diagnostic peut ajouter à votre charge globale de stress. Chercher le soutien d'un professionnel tel qu'un psychologue, ou même un sexologue, peut réduire ce fardeau et favoriser votre guérison.

Pour la guérison du deuxième chakra, j'essaie d'incorporer les éléments suivants :

1. La danse
2. La musique
3. Jouer (avec un membre de la famille, un animal de compagnie, un ami)
4. Créer (quelque chose, n'importe quoi... jardinage, poterie, bonhomme de neige, poésie, tricot, bonne cuisine, art de la vulve)
5. Approfondir mes amitiés et choisir judicieusement les personnes avec lesquelles je passe du temps
6. Massage à l'huile pour ma vulve
7. Les bains méditatifs dans la baignoire (souvent avec quelques pétales de rose ou des gouttes d'huile essentielle).

Quant au deuxième chakra, il s'agit de se défaire de la culpabilité, du blâme et de la honte, et d'oser être heureux là où l'on est, tel que l'on est.

Groupes de soutien

Plus je passe de temps dans les groupes de soutien au LS, plus je me sens obsédée (et stressée) par le LS. La même énergie se produit ... nous entrons dans cette boucle de quelque chose qui ne va pas chez nous, puis nous continuons à chercher des moyens de renforcer ce message. Il est temps de changer le message.

Ma méditation matinale de qigong sur le bonheur est un rituel de guérison qui semble s'infiltrer à travers les barrières et ré-informer mes cellules que je ne suis pas en état de crise. Je suis dans un état de bien-être. C'est l'état d'esprit que je pratique.

L'un de mes films préférés est Love Actually. Je le regarde chaque année à Noël. Dans l'une des intrigues du film, le témoin est secrètement amoureux de la mariée. Il le garde pour lui, mais il est obsédé par elle. Un jour, il se présente à la porte de la mariée avec une série de pancartes en carton. Il passe de l'une à l'autre pendant qu'elle lit son aveu d'amour, puis accepte de laisser tomber. Alors qu'il s'éloigne, elle lui court après et l'embrasse avant de retourner à l'intérieur. Il poursuit son chemin en se disant : "Ça suffit. Assez."

Il est temps d'arrêter d'être obsédé par la LS. De laisser mon corps se sentir bien à nouveau. Ça suffit.

Il y a quelques années, alors que je lisais des articles sur la guérison, quelque chose a attiré mon attention. Je ne me souviens pas de la source. Vous savez, quand vous tombez sur quelque chose et que vous avez l'impression que c'est une vérité profonde ? C'était le cas pour moi.

L'auteur parle de liens psychologiques profonds avec la maladie. Lorsqu'une personne commence une nouvelle thérapie, elle a une première réaction positive de guérison, mais elle recommence à souffrir des semaines ou des mois plus tard. Une nouvelle thérapie commence avec des résultats similaires, puis on revient à la case départ. Cela pourrait indiquer le pouvoir du placebo/nocebo, mais la vérité plus profonde énoncée par l'auteur est qu'il existe un blocage psychologique à la guérison (peut-être sous la forme d'un traumatisme non résolu).

Je ne dis pas que LS est dans votre tête. Je ne dis pas que la LS est dans votre tête. C'est vrai. Elle n'est certainement pas dans ma tête. C'est le contraire de ma tête. Mais je pense que mon esprit y est pour beaucoup. Je crois aussi que cela va au-delà des traumatismes non résolus de l'individu. Il peut s'agir d'un traumatisme ou d'un déséquilibre familial, d'un traumatisme ancestral, d'un traumatisme collectif ou même du karma.

En ce qui concerne les enfants en particulier, je m'interroge sur les conditions alimentaires, environnementales et de naissance, les prédispositions génétiques, les bactéries (les coupables habituels), et je m'interroge également sur le système immunitaire/biome du parent qui a donné naissance à l'enfant, les traumatismes familiaux, les conditions de naissance et les conditions ancestrales.

L'énergie est une information. L'information est impliquée dans la maladie. Souvent, il s'agit d'une mauvaise information, de messages erronés dans le corps.

Avec les enfants, la méditation et les pratiques de guérison peuvent ne pas être une voie thérapeutique de choix pour eux ; cependant, vous pouvez pratiquer pour eux. Chaque jour, j'invite ma famille et mes amis (et vous, cher lecteur) à participer à ma pratique de la méditation. Je vois leurs visages souriants derrière mes yeux fermés et je leur envoie tout l'amour et la guérison que je pratique pour moi-même. Nous pouvons le faire les uns pour les autres. Nous sommes tous connectés. Peut-être pouvons-nous changer les messages ensemble.

Le qigong, la méditation et l'autocompassion ont contribué à modifier mon système nerveux. C'est une pratique quotidienne. Je crois que la maladie nous guide vers la santé. Certains voyages sont plus longs que d'autres. Tous valent la peine d'être entrepris. Je suis constamment à la frontière entre l'utilisation de mes maladies/blessures comme des enseignants qui m'orientent vers une plus grande guérison et l'aide à me débarrasser de ce conditionnement "il y a quelque chose qui ne va pas et il faut le réparer".

Au début, les groupes de soutien sont une bénédiction. Vous ne vous sentez plus seul. Vous apprenez beaucoup sur les remèdes utilisés par d'autres et sur les professionnels à consulter. Mais il arrive un moment où, en entrant dans le groupe, vous vous sentez soudain plus lourd qu'avant. Vous vous sentez dépassé par le groupe.

Oui, au début d'un diagnostic de maladie neurologique, la situation peut sembler écrasante et trop difficile à supporter. Partager ces émotions est utile. Rester dans cet état trop longtemps n'améliorera pas la situation. Vous passerez par les étapes de la guérison. Sachez quand le temps passé dans les groupes de soutien est suffisant.

Compassion de soi

La compassion est essentielle pour moi. Faire la paix est un progrès pour moi - à bien d'autres égards que la simple guérison de la LS. Le LS devient l'enseignant qui m'aide à apprendre une compassion plus profonde et me montre où les traumatismes non traités continuent de résider dans mon corps. La LS m'oriente vers des pratiques plus profondes : qigong et méditation, alignant mon corps avec mon esprit et mon âme.

En fin de compte, tous les chemins mènent à la compassion. Je sais que j'ai encore de la colère à traiter. Mais j'ai l'impression de pouvoir atteindre la compassion plus rapidement qu'auparavant. Au lieu de me demander : "Pourquoi cela m'a-t-il fait du mal ?" je peux demander : "Pourquoi est-ce que cela m'a aidé ?". J'ai reçu de nombreux cadeaux de la part de la maladie. Tous ont pris la forme d'une vie plus simple, plus lente, plus douce, plus légère et plus heureuse.

C'est étrange, mais c'est presque comme si LS et moi marchions côte à côte. Je commence à la considérer comme une amie. Je ressens de la chaleur pour mon état. Pour ma colonne vertébrale. Même si j'écris ces lignes avec un mal de tête qui, j'en suis presque sûre, vient de ma nuque, et que mon fils est au sous-sol en train de se remettre du Covid, je ressens encore de la chaleur à l'égard de tous ces problèmes de santé dans ma vie. Une chaude couverture de paix. Je pense que le contraire entraînerait davantage de souffrances mentales et physiques.

Cela ne veut pas dire que je ne perds pas mon sang-froid de temps en temps. Des bombes F tombent ici régulièrement. Mais il est rassurant de savoir que, de plus en plus, je peux me sentir en paix avec la vie. Mon corps et moi réapprenons à nous entendre. Il révèle ce qui doit être guéri, et je me tourne vers la nature, mes enseignants et mes pratiques pour digérer ce qui ne l'a pas été. Puis je lâche prise, encore et encore.

6
UN RITUEL NOURRISSANT

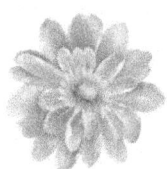

Sécher l'école pour prendre soin de moi

Je devais participer à un appel Zoom pour un cours. Mais c'était dimanche et j'ai voulu donner la priorité à une prise en charge sérieuse de moi-même, à la manière de LS. Mon fils avait des devoirs et ma fille a dormi. J'ai fait part de mon absence au groupe par courriel. Voici comment ma journée a commencé :

- Buvez de l'eau chaude avec du citron
- Méditation en plein air, avec respiration ventrale

- Petit-déjeuner sans gluten, sans sucre et sans produits laitiers
- Infusion d'ortie pendant que je faisais couler la baignoire
- Bain de sel minéral avec massage de la vulve pour libérer les zones de fusion ou de guérison.
- Appliquez une crème à base d'estriol après le bain pour aider à repulper les tissus.
- Mélange naturel d'huiles topiques pour maintenir les tissus en bonne santé
- Techniques de massage et de relâchement pour la vulve et le bassin, telles qu'elles m'ont été enseignées par ma thérapeute du plancher pelvien.

J'ai pris mon temps et j'ai apprécié cette matinée de pratiques nourrissantes. En toute honnêteté, cela m'a pris environ 90 minutes. Ma fille n'était toujours pas levée lorsque j'ai terminé.

Certaines personnes atteintes de LS ont une routine quotidienne complète de soins de la peau. J'ai une routine quotidienne plus minimale et j'inclus une séance plus longue (comme celle ci-dessus) une ou deux fois par semaine. Vous trouverez ou créerez la routine qui vous convient. Mon rituel LS me permet de me sentir à l'aise et a amélioré la qualité de mes tissus vulvaires.

J'ai déjà mentionné que, pour moi, il semble y avoir un ordre de guérison :

- Réduit les démangeaisons causées par les bactéries, les champignons et les levures.
- Tissus de cicatrisation (abrasions, fissures, rugosité)
- Renforcer la barrière cutanée et protéger le derme
- Tout en traitant l'inflammation dans le corps

Parlons des produits topiques.

Il est important de mettre fin aux démangeaisons et aux irritations afin d'éviter que la peau ne s'abîme davantage en se grattant.

Personnellement, j'ai trouvé le gel d'aloe vera pur (de ma plante) particulièrement apaisant. De nombreux internautes disent utiliser l'huile de coco avec grand bénéfice.

Faire trempette dans une baignoire peut soulager les démangeaisons et l'inconfort et préparer la peau à recevoir des produits topiques. Identifier les aliments déclencheurs dans votre régime alimentaire (le sucre est un déclencheur courant) peut aider à réduire/

éliminer les démangeaisons. L'incorporation d'aliments antihistaminiques dans votre régime alimentaire peut également vous aider (d'où la tisane d'ortie).

L'objectif suivant est de guérir les abrasions, les fissures et les zones à vif.

Il existe sur le marché toute une gamme de pommades curatives destinées directement à la LS. Elles peuvent être coûteuses, mais ce n'est pas forcément le cas. Là encore, de nombreuses personnes font état de succès en utilisant de l'huile de coco, de l'huile d'olive ou de simples pommades à base d'ingrédients naturels.

Si l'urine est une source d'irritation, l'utilisation d'une péribouteille pour rincer la vulve après avoir fait pipi est un traitement efficace pour de nombreuses personnes souffrant de LS. Une mère a préparé un sac à dos spécial pour sa fille et a informé l'infirmière de l'école de son LS. Plutôt que d'être gênée à l'école, sa fille a pu passer par le poste de l'infirmière pour aller aux toilettes et récupérer ses fournitures. Un rinçage post-pipi soulage considérablement l'inconfort, et une application topique peut apaiser davantage la vulve. Maman futée.

Renforce la barrière cutanée et protège le derme.

Comme mentionné ci-dessus, l'urine peut irriter la peau. La péri-bouteille ou le bidet peuvent être utiles pour atténuer ce problème. Certaines personnes trouvent que les lingettes d'eau naturelle sont meilleures que le papier hygiénique, surtout lorsque la peau est à vif. Pendant la cicatrisation, la peau a besoin d'être protégée. Une crème protectrice est utile, surtout si les sous-vêtements ou les pantalons provoquent des frottements (les vêtements amples peuvent aider).

"Barrier creams maintain and protect the physical barrier of the skin and prevent the skin from drying out. They stop transepidermal water loss and skin breakdown by providing a topical barrier on the skin. These creams can also heal skin tears and existing wounds." By acting as a shield against potential irritants, they are designed to create the ideal environment for damaged skin to restore itself.[1]

— *ANNIE GONZALEZ, DERMATOLOGUE - BYRDIE*

Traduction :

"Les crèmes barrières maintiennent et protègent la barrière physique de la peau et préviennent la sécheresse cutanée. Elles stoppent la perte d'eau transépidermique et la dégradation de la peau en fournissant une barrière topique sur la peau. Ces crèmes peuvent également guérir les déchirures et les plaies cutanées existantes". En agissant comme un bouclier contre les irritants potentiels, elles sont conçues pour créer l'environnement idéal permettant à la peau endommagée de se restaurer.

—*ANNIE GONZALEZ, DERMATOLOGUE - BYRDIE*

Les crèmes protectrices ont tendance à être plus épaisses. Là encore, les prix peuvent varier, allant de mélanges coûteux à des produits aussi simples que l'huile de ricin. Ma thérapeute PF adore Cerave®. L'huile d'émeu est un choix populaire dans la communauté des LS. Bien que les mélanges puissent offrir un mélange d'ingrédients thérapeutiques, si l'un d'entre eux ne fonctionne pas sur votre peau, il sera difficile de trouver le coupable.

S'attaquer à l'inflammation sous-jacente.

Nous savons que la santé intestinale joue un rôle dans les maladies auto-immunes. Il est important d'améliorer l'intestin en réduisant ou en éliminant les aliments transformés, le sucre et les ingrédients qui vous rendent sensible. Vous pouvez demander à un naturopathe de tester ces aliments ou tenir un journal alimentaire pour noter toute poussée et ce que vous avez mangé. J'ai mentionné les oxalates et les histamines ainsi que d'autres facteurs alimentaires. J'ai également abordé la question du stress oxydatif, des vitamines et des pratiques respiratoires qui réduisent le SO. Intégrez à votre régime alimentaire une grande quantité d'aliments riches en nutriments. Efforcez-vous de réduire votre stress personnel et d'augmenter l'amour et le rire dans votre vie.

Autres moyens naturels de soigner le lichen scléreux.

Là encore, le lichen scléreux est propre à chaque individu. Certaines personnes ont obtenu de bons résultats en utilisant les méthodes suivantes :

- Acupuncture et/ou médecine traditionnelle chinoise
- Homéopathie
- Thérapie laser Mona Lisa Touch
- PRP (injections de plasma riche en plaquettes)
- Naturopathie
- Médecine fonctionnelle
- Herboristerie

Et, bien sûr, vous trouverez de nombreuses informations en ligne :

Fractionated CO2 laser treatment showed significant improvement in subjective symptoms and objective measures compared with clobetasol propionate, without serious safety or adverse events at 6 months.[2]

Traduction :

Le traitement au laser CO2 fractionné a montré une amélioration significative des symptômes subjectifs et des mesures objectives par rapport au propionate de clobétasol, sans effets indésirables ou de sécurité graves après 6 mois.

Page web de la National Library of Medicine :

Topical and dietary administrations of avocado and soybean extract have been assessed in patients with mild to moderate vulvar lichen sclerosus (VLS). At the end of 24 weeks of treatment period, main sign and symptom of disease have been diminished significantly. **Conclusions:** Our results provide evidence that the topical and dietary supplements used in the study, which contain active principles exerting anti-inflammatory, anti-fibrotic, emollient, and lenitive actions, are effective alternatives in the treatment of symptoms and signs of mild-to-moderate VLS.[3]

Traduction :

Des administrations topiques et alimentaires d'extraits d'avocat et de soja ont été évaluées chez des patientes souffrant de lichen scléreux vulvaire (LSV) léger à modéré. Au terme de 24 semaines de traitement, les principaux signes et symptômes de la maladie ont été significativement réduits. Conclusions : Nos résultats démontrent que les compléments alimentaires et topiques utilisés dans l'étude, qui contiennent des ingrédients actifs ayant des actions anti-inflammatoires, anti-fibrotiques, émollientes et adoucissantes, sont des alternatives efficaces pour traiter les symptômes et les signes du lichen scléreux vulvaire (LSV) léger à modéré.

C'est à vous de décider où investir votre temps, votre énergie et votre argent dans votre plan de traitement. J'ai bien géré mon LS avec un régime alimentaire, du temps passé dans la nature, de la méditation, du repos, des bains occasionnels, des massages des tissus vulvaires et des huiles/sels topiques quotidiens. Mon mélange émollient préféré comprend 5 à 6 gouttes d'huile de pépins de grenade, quelques gouttes d'huile de vitamine E et quelques gouttes d'huile de jojoba. Ce mélange apporte des vitamines C et E et des céramides. Il me donne de bons résultats depuis plusieurs mois.

Bien que j'adore les bains minéraux, je n'ai pas eu de fissures ou de crevasses aussi graves que celles rapportées par d'autres. Bien que la trempette puisse être apaisante, faites attention à l'utilisation des sels dans le bain si vous avez des coupures ouvertes. Certains s'en accommodent, d'autres le trouvent douloureux. Commencez par une petite quantité et augmentez progressivement si vous optez pour cette solution.

Dans les groupes LS en ligne, le mot guérison est évité au profit du mot rémission. Encore une fois, je ne suis pas médecin. Ce que la plupart des personnes atteintes de LS semblent rechercher, c'est une routine qui favorise la rémission et leur donne les outils pour gérer personnellement les poussées qui surviennent au fil du temps.

Il va sans dire que ces conseils ne sont pas destinés à remplacer l'avis ou le traitement de votre médecin. La LS est un parcours personnel. Vous trouverez ce qui vous convient.

Entretien avec LS

J'ai eu le plaisir d'interviewer Allicia Mae Cain, l'administratrice du premier groupe Facebook de LS que j'ai rejoint. Elle est également co-auteur du livre *HELP ! I Have Lichen Sclerosus ! Hope for remission of LS symptoms via natural healing methods including Sodium tetraborate (borax) therapies*. J'ai inclus l'interview ci-dessous pour vous.

Quel est le principal problème que vous rencontrez dans votre groupe Facebook de membres atteints de LS ?

R : Les erreurs de diagnostic et l'absence d'une communauté médicale qui comprenne la LS.

Pourquoi avez-vous créé ce groupe ?

R : Pour que les gens en parlent (de la LS).

Depuis combien de temps soutenez-vous ce groupe ?

R : J'ai créé un groupe en 2018 qui a été fermé. Je l'ai rouvert début 2020 avec un nouveau nom, pensant que Facebook n'avait pas dû aimer le premier nom.

Il y a plus de 5500 membres, et le nombre augmente chaque semaine.

Qu'espérez-vous pour l'avenir de LS ?

R : Plus d'éducation dans le secteur médical. Sensibilisation personnelle. Éliminer une partie de la gêne et de la honte pour les personnes diagnostiquées avec la maladie.

S'il y a une chose que vous auriez aimé savoir sur LS lorsque vous avez écrit votre livre et que vous pourriez ajouter maintenant, quelle serait-elle ?

R : La thérapie du plancher pelvien. Je n'en avais jamais entendu parler lorsque nous avons écrit notre livre.

Qu'est-ce qui vous a le plus aidé dans votre LS ?

R : Dans un premier temps, le borax a calmé ma peau, puis le jeûne intermittent est devenu le meilleur entretien pour moi.

Combien de temps s'est-il écoulé entre le diagnostic et la rémission ?

R : J'ai été diagnostiquée en 2010. J'ai commencé en 2017 à suivre un traitement interne (jeûne intermittent). Je dirais qu'en 2018, j'étais en rémission.

Que signifie pour vous la rémission ?

R : Vous contrôlez la maladie, la maladie ne vous contrôle plus. J'ai les moyens de faire quelque chose.

Le pouvoir de la Sangha

Mes enfants sont avec moi une semaine sur deux. Ce mode de garde a créé le scénario le plus sain pour nos enfants. Pendant la semaine où ils ne sont pas là, je planifie la majorité de mes rendez-vous et de mon travail, et je peux me plonger dans mes pratiques spirituelles et de santé. En raison d'un changement d'horaire, les enfants sont restés avec moi pendant dix jours.

J'ai remarqué à quel point il était difficile, le dixième jour, de gérer mon énergie tout en répondant à leurs besoins. Mon fils a eu un Covid pendant cette période et j'ai gardé ma fille à la maison pour contenir la situation et m'occuper de tout le monde. Honnêtement, j'ai tout déchiré. La première semaine s'est très bien passée. Mais les jours suivants, c'était la pagaille. Nous aimons peut-être nos familles, mais nous avons aussi besoin de nos sanghas.

A sangha is a community of friends practicing the dharma together in order to bring about and to maintain awareness. The essence of a sangha is awareness, understanding, acceptance, harmony and love. When you do not see these in a community, it is not a true sangha, and you should have the courage to say so.[4]

— ~QU'EST-CE QUE *LE SANGHA* PAR THICH NHAT HANH DANS LION'S ROAR MAGAZINE

Traduction :

Une sangha est une communauté d'amis qui pratiquent le dharma ensemble afin de créer et de maintenir la conscience. L'essence d'une sangha est la conscience, la compréhension, l'acceptation, l'harmonie et l'amour. Si vous ne voyez pas ces qualités dans une communauté, ce n'est pas une vraie sangha, et vous devriez avoir le courage de le dire.

— ~QU'EST-CE QUE *LE SANGHA* PAR THICH NHAT HANH DANS LION'S ROAR MAGAZINE

Votre famille est peut-être votre sangha. Le plus

souvent, cependant, j'entends dire que les gens ont du mal à trouver un équilibre entre la famille et le soin de soi. Il n'y a pas de bon ou de mauvais choix. Vous pouvez avoir votre famille et votre sangha.

Lorsque mon chat bien-aimé de 22 ans est mort l'année dernière, j'étais folle de chagrin. C'était juste avant de découvrir que j'étais atteinte de LS. D'habitude, je fais face à ces choses seule, par l'écriture, dans la nature ou en pratiquant la méditation. À l'époque, je participais à un engagement de méditation d'un an avec une communauté de pratiquants et d'étudiants du bouddhisme tibétain. J'ai partagé la mort de mon chat et ma tristesse avec notre communauté en ligne. Bien sûr, beaucoup d'amour s'est déversé dans les commentaires, mais l'un d'entre eux a attiré mon attention et continue de flotter dans mon esprit jusqu'à aujourd'hui. "La sangha est là pour vous.

Je reconnais que je prends des libertés avec le terme sangha. Dans sa définition, Thich Nhat Hanh parle d'une communauté pratiquant le dharma. La sangha est une communauté bouddhiste. Cependant, je ressens le même sentiment de sangha dans ma communauté de qigong. Pourquoi est-ce que je mentionne cela ? Il y a une différence entre les groupes de soutien et la sangha :

Les groupes de soutien du LS ont été d'une aide inestimable pour me faire sentir que je n'étais pas seule dans cette situation, en m'offrant des informations et des ressources. C'est un endroit où l'on partage les frustrations, les défis et les victoires. Ce n'est pas un endroit où je vais pour ma pratique de guérison personnelle.

Ce que je veux dire, c'est qu'il faut envisager de trouver votre sangha. Il peut s'agir d'un groupe de prière, de votre église ou lieu de culte, d'une communauté de qigong, bouddhiste, de méditation ou de yoga. Il peut s'agir d'un partage de reiki, d'un cours de danse Nia, d'un cercle de guérison ou même d'un club de jardinage. Faites-en une partie intégrante de votre pratique du bien-être. Si possible, rencontrez-vous en personne. Sinon, l'internet est à votre disposition. Trouvez un groupe qui vous remonte le moral et allège votre énergie.

Et oui, j'insiste sur mon programme personnel.

1. Parce que je crois que nous sommes tous liés et que l'appartenance à une communauté aimante n'est pas seulement bénéfique pour l'individu, mais aussi pour le monde.
2. Parce que vous êtes bien plus que votre LS, et que la pratique spirituelle vous ouvre les portes d'une compréhension plus large de la vie, de la souffrance et de la guérison.
3. Parce que je veux que vous guérissiez afin que vous puissiez partager encore plus

d'amour et d'énergie de guérison avec ceux qui vous entourent.

Dernières réflexions sur le LS

Veillez à ne pas épuiser les personnes qui vous soutiennent : vos amis et votre famille. Une conversation avec vos proches peut aider chacun à fixer des limites claires à ce qu'il est en mesure de donner. Ils s'inquiètent déjà de votre état de santé. C'est pourquoi il est important de trouver un groupe de soutien où vous pouvez partager la charge. Cela évite à votre famille, à vos amis et à votre partenaire d'être débordés tout en vous soutenant. Mettez en place des soutiens qui vous nourrissent, vous et vos relations.

Un membre du groupe Facebook s'est demandé pourquoi le lichen scléreux semble s'aggraver après le diagnostic. Deux choses me viennent à l'esprit :

1. Après le diagnostic, nous sommes hypersensibles à tout ce qui se passe dans la région vulvo-vaginale. Avant le diagnostic, une petite démangeaison serait passée inaperçue, un petit picotement et nous aurions simplement croisé les jambes. Une grosse démangeaison et nous prenions du jus de canneberge ou un traitement contre

les levures. Après le diagnostic, chaque démangeaison devient une source d'inquiétude.
2. L'inquiétude et l'anxiété. Le LS semble avoir une forte corrélation avec le stress, et le stress même de faire face au LS et d'être diagnostiqué comme tel peut sembler dévorant.

Nous ne pouvons pas savoir ce que la vie nous réserve, nous pouvons seulement remplir notre boîte à outils avec tous les outils dont nous avons besoin pour nous nourrir tout au long de notre vie. Si la LS est la situation dans laquelle nous nous trouvons actuellement, profitons-en pour prendre soin de notre bien-être physique, mental et émotionnel. Guérissons le stress de la LS. Cela nous donnera les outils dont nous avons besoin pour guérir d'autres facteurs de stress qui pourraient se présenter à nous.

Je sais qu'il est difficile d'accepter un don qui cause tant d'inconfort, de douleur, de honte et souvent de désespoir. Mais les gens guérissent de la LS. Appelez cela une rémission si vous voulez, mais les gens guérissent. Et le LS est une occasion de guérir bien plus que nos vulves. Comme si cela ne suffisait pas.

Ne comparez pas votre parcours à celui des autres. Chacun guérit à son rythme. Et si ce n'est pas le cas ?

Que se passera-t-il alors ? Nous pourrions avoir l'impression d'avoir échoué quelque part. Ce n'est pas vrai, mon ami. Des guérisseurs plus formidables que vous et moi (et croyez-moi, nous sommes formidables) n'ont pas encore vécu en parfaite santé. Nous n'avons jamais échoué. Nous avons toujours réussi à vivre cette précieuse vie humaine.

Ne prenez donc pas le poids de la guérison sur vos épaules. Participez au voyage pour vous nourrir de toutes les façons possibles. Choisissez l'auto-compassion, la gentillesse et la légèreté lorsque vous le pouvez. Lorsque c'est insupportable, offrez-le à la Mère divine, à la Terre mère, à vos ancêtres (je crois qu'ils ont un rôle à jouer dans cette affaire) et rassemblez votre équipe de soutien composée de médecins, de spécialistes du plancher pelvien, de votre famille, de vos amis, de la nature, de vos animaux de compagnie et de votre communauté spirituelle ou de vos pratiques de guérison.

Lorsque nous pratiquons la compassion et l'amour bienveillant, nous attirons plus de cette énergie pour nous-mêmes, nos familles, nos communautés et le monde. Prenez plaisir à trouver une pratique qui réchauffe votre cœur et enflamme votre esprit.

Je vous souhaite beaucoup de soutien tout au long de votre parcours.

Soyez heureux

Soyez en bonne santé

Soyez en sécurité
Puissiez-vous être libéré des souffrances intérieures et extérieures
Puissiez-vous vivre dans l'aisance et la joie
Et que tous les êtres en bénéficient.

Avec beaucoup d'amour,
Stéphanie

SI VOUS AVEZ AIMÉ CE LIVRE

Veuillez laisser un commentaire sur Amazon ou le libraire de votre choix. Vos mots aideront d'autres lecteurs à découvrir le livre et les soutiendront dans leur cheminement vers la guérison de la LS.

Vous aidez également Stephanie à continuer à faire le travail qu'elle aime.

Merci beaucoup !

A PROPOS DE L'AUTEUR

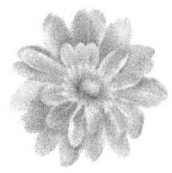

Stephanie Hrehirchuk est l'auteure canadienne de plus de 20 livres, dont les mémoires primées à plusieurs reprises, *An Accidental Awakening : It's not about yoga ; It's about family*. Elle vit dans les contreforts des Rocheuses canadiennes. Ses passions et ses formations au fil des ans comprennent le yoga tibétain de la respiration et du mouvement, la nutrition crue, la réflexologie spinale, le qigong, le reiki et l'ayurvéda.

Stephanie a reçu un diagnostic de lichen scléreux en 2021 et partage sa gamme de pratiques pour soutenir les personnes atteintes de lichen scléreux. Retrouvez-la sur Stephaniehrehirchuk.ca

NOTES

Introduction

1. (Tysonsgynecology.com) Vulva-Vaginal Disorders Specialist & Vulva Dermatology - The Menopause Centre https://www.tysonsgynecology.com/vulva-dermatology-vaginal-disorders/
2. https://www.yourdictionary.com/vagina

1. Parlons de la LS

1. Liberty Women's Health/ Vulvar Health: Lichen Sclerosus https://www.libertywomenshealth.ca/post/lichen-sclerosis
2. The Royal Women's Hospital, Victoria, Australia/ Lichen Sclerosus https://www.thewomens.org.au/health-information/vulva-vagina/vulva-vagina-problems/lichen-sclerosus
3. NORD/ Rare Disease Database/ Lichen Sclerosus https://rarediseases.org/rare-diseases/lichen-sclerosus/
4. National Human Genome Research Institute https://www.genome.gov/FAQ/Rare-Diseases#:
5. The Royal Women's Hospital, Victoria, Australia/ Lichen Sclerosus https://www.thewomens.org.au/health-information/vulva-vagina/vulva-vagina-problems/lichen-sclerosus
6. Tran DA, Tan X, Macri CJ, Goldstein AT, Fu SW. Lichen Sclerosus : Une énigme auto-immunopathogène et génomique avec des cibles génétiques et immunitaires émergentes. *Int J Biol Sci.* 2019;15(7):1429-1439. Publié le 2 juin 2019. doi:10.7150/ijbs.34613
7. (Healthline.com) Corinne O'Keefe Osborn, January, 2019 https://www.healthline.com/health/lichenification#:
8. https://www.merriam-webster.com/dictionary/sclerosis#:
9. https://www.youtube.com/watch?v=vltY9mr8E68

10. Fistarol SK, Itin PH. Diagnosis and treatment of lichen sclerosus: an update. *Am J Clin Dermatol*. 2013;14(1):27-47. doi:10.1007/s40257-012-0006-4
11. (ClinicalAdvisor.com) Melissa Morgan & Lisa Daitch, February, 2017 https://www.clinicaladvisor.com/home/topics/ob-gyn-information-center/vulvar-lichen-sclerosus-breaking-the-silence/
12. (CedarsSinai.com) Lichen Sclerosus https://www.cedars-sinai.org/health-library/diseases-and-conditions/l/lichen-sclerosus.html
13. The Royal Children's Hospital Melbourne, July 2020 https://www.rch.org.au/kidsinfo/fact_sheets/Lichen_sclerosus/
14. (MountainRoseHerbs.com) Borax Powder https://mountainroseherbs.com/borax-powder
15. (Healthline.com) Erica Cerino, May, 2018 https://www.healthline.com/health/is-borax-safe

2. Le chemin de la guérison

1. (Today.com) Kamari Stewart, November, 2021 https://www.today.com/shop/ceramides-benefits-products-t237467
2. (Healthline.com) Kristeen Cherney, August, 2018 https://www.healthline.com/health/beauty-skin-care/ceramide#takeaway
3. (my.clevelandclinic.org) Lichen Sclerosus https://my.clevelandclinic.org/health/diseases/16564-lichen-sclerosus
4. (thelancet.com) Dr. JJ Powell & F Wojnarowska, May, 1999 https://www.thelancet.com/journals/lancet/article/PIIS0140-6736(98)08228-2/references
5. Nilanchali Singh, Prafull Ghatage, "Etiology, Clinical Features, and Diagnosis of Vulvar Lichen Sclerosus: A Scoping Review", *Obstetrics and Gynecology International*, vol. 2020, Article ID 7480754, 8 pages, 2020. https://doi.org/10.1155/2020/7480754
6. Kirtschig G. Lichen Sclerosus-Presentation, Diagnosis and Management. *Dtsch Arztebl Int*. 2016;113(19):337-343. doi:10.3238/arztebl.2016.0337 https://www.ncbi.nlm.nih.gov/pmc/articles/PMC4904529/

7. (Humanwindow.com) Martin Caparrotta, September, 2020 https://humanwindow.com/dr-gabor-mate-interview-childhood-trauma-anxiety-culture/
8. (BBC.com) Claudia Hammond, Can Writing About Pain Make You Heal Faster, June, 2017 https://www.bbc.com/future/article/20170601-can-writing-about-pain-make-you-heal-faster
9. (my.clevelandclinic.org) Stress https://my.clevelandclinic.org/health/articles/11874-stress
10. (Drgabormate.com) Home https://drgabormate.com/mindbody-health/
11. Paulis G, Berardesca E. Lichen sclerosus: the role of oxidative stress in the pathogenesis of the disease and its possible transformation into carcinoma. *Res Rep Urol.* 2019;11:223-232. Published 2019 Aug 20. doi:10.2147/RRU.S205184 https://www.ncbi.nlm.nih.gov/pmc/articles/PMC6709801/
12. Serbecic N, Beutelspacher SC. Anti-oxidative vitamins prevent lipid-peroxidation and apoptosis in corneal endothelial cells. *Cell Tissue Res.* 2005;320(3):465-475. doi:10.1007/s00441-004-1030-3 https://pubmed.ncbi.nlm.nih.gov/15838641/
13. Lee CH, Giuliani F. The Role of Inflammation in Depression and Fatigue. *Front Immunol.* 2019;10:1696. Published 2019 Jul 19. doi:10.3389/fimmu.2019.01696 https://www.ncbi.nlm.nih.gov/pmc/articles/PMC6658985/
14. Martarelli D, Cocchioni M, Scuri S, Pompei P. Diaphragmatic breathing reduces exercise-induced oxidative stress. *Evid Based Complement Alternat Med.* 2011;2011:932430. doi:10.1093/ecam/nep169 https://www.ncbi.nlm.nih.gov/pmc/articles/PMC3139518/
15. Yang, E.J., Sekhon, S., Beck, K.M. et al. Neuromodulation in Inflammatory Skin Disease. *Dermatol Ther (Heidelb)* 8, 1–4 (2018). https://doi.org/10.1007/s13555-018-0227-4 https://link.springer.com/article/10.1007/s13555-018-0227-4
16. (CBC.ca) Nicole Mahabir, From fight or flight to rest and digest: How to reset your nervous system with breath, January, 2018 https://www.cbc.ca/life/wellness/from-fight-or-flight-to-rest-

and-digest-how-to-reset-your-nervous-system-with-the-breath-1. 4485695
17. (hopkinsallchildrens.org) Diaphragmatic Breathing https://www.hopkinsallchildrens.org/Services/Anesthesiology/Pain-Management/Complementary-Pain-Therapies/Diaphragmatic-Breathing
18. (Physiotherapy.ca) Samantha Doralp, Spotlight on Alternative Nostril Breathing https://physiotherapy.ca/spotlight-alternate-nostril-breathing

3. De l'alimentation au jeûne

1. (Hopkinsmedicine.org) Intermittent Fasting: What is it, and how does it work? https://www.hopkinsmedicine.org/health/wellness-and-prevention/intermittent-fasting-what-is-it-and-how-does-it-work
2. (Cedars-sinai.org) Agata Smieciuszewski, Is Intermittent Fasting Healthy? November, 2019 https://www.cedars-sinai.org/blog/intermittent-fasting.html
3. (Sydneygastroenterologist.com.au) How too much sugar affects the gut microbiome http://sydneygastroenterologist.com.au/blog/how-too-much-sugar-affects-the-gut-microbiome/
4. Chattopadhyay S, Arnold JD, Malayil L, et al. Potential role of the skin and gut microbiota in premenarchal vulvar lichen sclerosus: A pilot case-control study. *PLoS One*. 2021;16(1):e0245243. Published 2021 Jan 14. doi:10.1371/journal.pone.0245243 https://pubmed.ncbi.nlm.nih.gov/33444404/
5. (Glutenfreesociety.org) Research Links Gluten Sensitivity to Multiple Autoimmune Diseases https://www.glutenfreesociety.org/gluten-and-the-autoimmune-disease-spectrum/
6. (Urologyofva.net) The Damaging Effects of Oxalates on the Human Body https://www.urologyofva.net/articles/category/healthy-living/3740469/11/13/2019/the-damaging-effects-of-oxalates-on-the-human-body
7. (Blog.rhealthc.com) Rebecca Maas, What You Need to Know about the Oxalates in Your Diet, April, 2021 https://blog.rhealthc.

com/what-you-need-to-know-about-the-oxalates-in-your-diet/
8. (Sallynorton.com) Sally K Norton, What is oxalate and how can it impact your health? https://sallyknorton.com/oxalate-science/oxalate-basics/
9. (Vulvalpainsociety.org) TREATMENT OF VULVODYNIA https://vulvalpainsociety.org/research/published-research/#Holistic
10. (Hoffmancentre.com) Bruce Hoffman, Are High Oxalate Levels Harming Your Health?, August, 2021 https://hoffmancentre.com/are-high-oxalate-levels-harming-your-health/
11. (Drbeckycampbell.com) Dr. Becky Campbell, The Histamine and Blood Sugar Connection https://drbeckycampbell.com/histamine-blood-sugar-connection/
12. (Healinghistamine.com) Histamine Intolerance, Mast Cells & Autoimmune Disorders https://healinghistamine.com/blog/histamine-mast-cells-autoimmune-disorders/
13. (Drruscio.com) Dr. Michael Ruscio, Causes of Histamine Intolerance and How to Overcome It, November, 2020 https://drruscio.com/everything-you-need-to-know-about-histamine-intolerance/
14. Chung BY, Park SY, Byun YS, et al. Effect of Different Cooking Methods on Histamine Levels in Selected Foods. *Ann Dermatol.* 2017;29(6):706-714. doi:10.5021/ad.2017.29.6.706 https://www.ncbi.nlm.nih.gov/pmc/articles/PMC5705351/
15. (lanisimpson.com) Nettles for Bones and More! May, 2010 https://lanisimpson.com/blogs/news/nettles-for-bones-and-more
16. Kregiel D, Pawlikowska E, Antolak H. *Urtica* spp.: Ordinary Plants with Extraordinary Properties. *Molecules.* 2018;23(7):1664. Published 2018 Jul 9. doi:10.3390/molecules23071664 https://www.ncbi.nlm.nih.gov/pmc/articles/PMC6100552/
17. (Healthline.com) Ryan Raman, November, 2018, 6 Evidence-based Benefits of Stinging Nettle https://www.healthline.com/nutrition/stinging-nettle#TOC_TITLE_HDR_9

4. Soutenir la vulve

1. Günthert AR, Limacher A, Beltraminelli H, et al. Efficacy of topical progesterone versus topical clobetasol propionate in patients with vulvar Lichen sclerosus - A double-blind randomized phase II pilot study. *Eur J Obstet Gynecol Reprod Biol.* 2022;272:88-95. doi:10.1016/j.ejogrb.2022.03.020
   https://pubmed.ncbi.nlm.nih.gov/35290878/
2. Goldman RD. Child health update: estrogen cream for labial adhesion in girls. *Can Fam Physician.* 2013;59(1):37-38. https://www.ncbi.nlm.nih.gov/pmc/articles/PMC3555651/
3. (Health.harvard.edu) Celeste Robb-Nicholson, By the way, doctor: Is vaginal estrogen safe? August, 2021
   https://www.health.harvard.edu/womens-health/by-the-way-doctor-is-vaginal-estrogen-safe
4. (Cancertherapyadvisor.com) Lori Boardman, Vulvovaginal Disorders: Lichen Sclerosus https://www.cancertherapyadvisor.com/home/decision-support-in-medicine/obstetrics-and-gynecology/vulvovaginal-disorders-lichen-sclerosus/
5. Renaud-Vilmer C, Cavelier-Balloy B, Porcher R, Dubertret L. Vulvar Lichen Sclerosus: Effect of Long-term Topical Application of a Potent Steroid on the Course of the Disease. *Arch Dermatol.* 2004;140(6):709–712. doi:10.1001/archderm.140.6.709 https://jamanetwork.com/journals/jamadermatology/fullarticle/480623
6. Lee A, Bradford J, Fischer G. Long-term Management of Adult Vulvar Lichen Sclerosus: A Prospective Cohort Study of 507 Women. *JAMA Dermatol.* 2015;151(10):1061-1067. doi:10.1001/jamadermatol.2015.0643
   https://pubmed.ncbi.nlm.nih.gov/26070005/
7. Nilanchali Singh, Neha Mishra, Prafull Ghatage, Treatment Options in Vulvar Lichen Sclerosus: A Scoping Review, February, 2021 https://www.cureus.com/articles/49721-treatment-options-in-vulvar-lichen-sclerosus-a-scoping-review
8. (Cancer.org) Survival Rates for Vulvar Cancer https://www.cancer.org/cancer/vulvar-cancer/detection-diagnosis-staging/

survival-rates.html
9. (Mayoclinic.org) Vaginal Atrophy https://www.mayoclinic.org/diseases-conditions/vaginal-atrophy/symptoms-causes/syc-20352288
10. (Racgp.org.au) Elizabeth Farrell, Genitourinary syndrome of menopause, July, 2017 https://www.racgp.org.au/afp/2017/july/genitourinary-syndrome-of-menopause

5. Une approche alternative

1. (Tysonsgynecology.com) Adrenal Fatigue and Menopause https://www.tysonsgynecology.com/adrenal-fatigue-and-menopause/
2. (Health.Harvard.edu) Giving Thanks Can Make You Happier, August, 2021 https://www.health.harvard.edu/healthbeat/giving-thanks-can-make-you-happier
3. (Greatergood.berkeley.edu) Joshua Brown & Joel Wong| How Gratitude Changes You and Your Brain, June 6, 2017 https://greatergood.berkeley.edu/article/item/how_gratitude_changes_you_and_your_brain
4. (Autoimmuneinstitute.org) Margaux Thieme-Burdette, What is Gratitude, November 10, 2021 https://www.autoimmuneinstitute.org/what-is-gratitude/
5. (Sciencedaily.com) Cincinnati Children's Hospital Medical Centre, 'Mono' virus linked to seven serious diseases, April, 2018 https://www.sciencedaily.com/releases/2018/04/180416121606.htm
6. (Mayoclinic.org) Mayo Clinic staff, Meditation: A simple, fast way to reduce stress https://www.mayoclinic.org/tests-procedures/meditation/in-depth/meditation/art-20045858
7. (Newscientist.com) Joe Marchant, June, 2017, Mindfulness and meditation dampen down inflammation genes https://www.newscientist.com/article/2137595-mindfulness-and-meditation-dampen-down-inflammation-genes/#ixzz7RUy4y7eR
8. (Theacupunctureclinic.co.nz) Heiko Lade, Chinese Herbs For Lichen Sclerosus, September, 2017 https://www.theacupuncture

clinic.co.nz/chinese-herbs-for-lichen-sclerosus/

6. Un rituel nourrissant

1. (Byrdie.com) Amy Lewis, How to Use Barrier Creams (and the 10 Best Ones to Use), March, 2022 https://www.byrdie.com/what-are-barrier-creams
2. (Nva.org) Linda S. Burkett, MD, Moiuri Siddique, MD, MPH, Alexander Zeymo, MS, Elizabeth A. Brunn, MD, Robert E. Gutman, MD, Amy J. Park, MD, and Cheryl B. Iglesia, MD/ From the Department of Obstetrics and Gynecology/ Clobetasol Compared With Fractionated Carbon Dioxide Laser for Lichen Sclerosus, June, 2021 https://www.nva.org/wp-content/uploads/2021/09/Clobetasol-Compared-With-Fractionated.pdf
3. Ghasemian M, Owlia S, Owlia MB. Review of Anti-Inflammatory Herbal Medicines. *Adv Pharmacol Sci.* 2016;2016:9130979. doi:10.1155/2016/9130979 https://www.ncbi.nlm.nih.gov/pmc/articles/PMC4877453/
4.)Lionsroar.com) Thich Nhat Hanh/ What Is Sangha?/ *Friends on the Path: Living Spiritual Communities* (2002) https://www.lionsroar.com/the-practice-of-sangha/

www.ingramcontent.com/pod-product-compliance
Lightning Source LLC
Chambersburg PA
CBHW031149020426
42333CB00013B/574